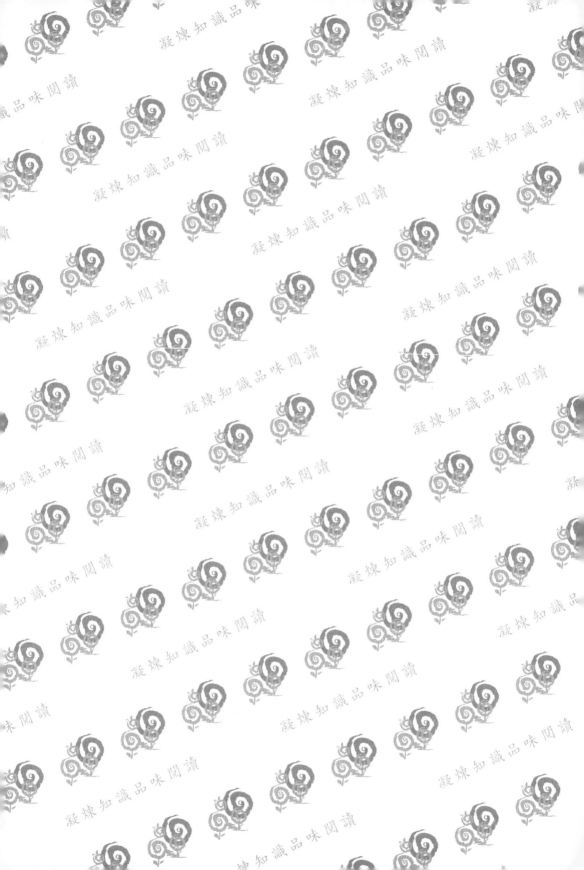

《金匱要略》
婦科學二十二堂課
從教室走向臨床之路

五南圖書出版公司 印行

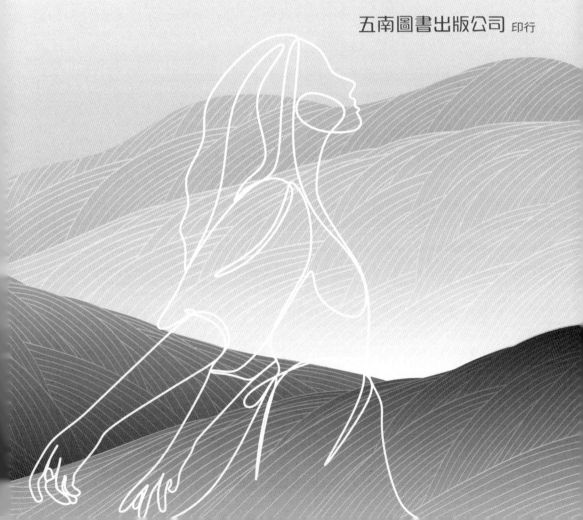

推薦序一

博觀約取，厚積薄發：為中醫經典名家
張永明醫師新書推薦序

　　中醫是一門浩瀚的學問，需要廣博地閱讀經典、經常實踐、擇其精要、蓄積豐厚、融會貫通、沉澱詮釋而不急於表現。張永明醫師是一個這樣「博觀而約取，厚積而薄發」的中醫經典名家。

　　經方入門學習，有「明」師引導，對於從教室走入臨床，無異是一盞明燈。張永明醫師蓄積多年學識與臨床實踐經驗，出版這一本極具價值的新書──《《金匱要略》婦科學二十二堂課：從教室走向臨床之路》，將仲景經方融會貫通，深度剖析三十六方、七十七味中藥的應用與疾病治療。張永明醫師本身就是一位從教室的理論走向臨床的實踐之路最好的典範。他的學經歷背景涵蓋中西醫學，從臺北醫學大學、國立臺灣大學到中國醫藥大學，擔任中國醫藥大學與義守大學助理教授，並且在中國醫藥大學附設醫院中醫部擔任主治醫師，臨床診病掌握經方圭臬，詮釋考證經方，處方藥簡力專。

　　過去他從《金匱要略》典籍中考證五臟死脈條文的缺漏並且重新闡釋，被中國出版的《中國中醫藥年鑑》（學術卷）引用，運用在臨床上腎衰竭和心臟衰竭治療。更將《金匱要略》的篇章架構重新詮釋改寫，讓經方教學、臨床診病與處方思路有一套系統性的理論架構基礎。在各大醫學會、中醫師公會、校園演講，總是座無虛席。

　　也是這樣豐富的學術底蘊與臨床實踐，為他的著作賦予了深刻的學術深度和廣闊的視野。《金匱要略》作為中醫學經典之一，涵蓋了大量的中醫思路與臨床經驗。在這本書中，張永明醫師以深入淺出的詮釋解說，讓複雜的專業知識變得易於理解，同時通過豐富的臨床案例，讀者更能夠在其中找到實踐的價值和智慧。對於經方的長年實踐累積經驗，使得張永明醫師能夠在教室和臨床之間建立起一座堅實的橋梁，透過考證詮釋，將仲景學說應用在婦科領域的圖譜完整呈現，並佐以臨床經驗驗證，透過

二十二堂課的呈現，讀者將深入了解到這些經典的智慧如何在現代醫學中發揮作用，並引領讀者通往更深的臨床實踐。這本書不僅僅是一本專業的參考資料，更是一場經方知識的啓迪之旅。張永明醫師的學識造詣和謙和的態度，使這本書不僅是一本知識的傳承，更是一份對中醫藥傳統的熱情與執著。

由衷地期待著這本《《金匱要略》婦科學二十二堂課：從教室走向臨床之路》能夠成為中醫學生學習與中醫師臨床實踐中的得力助手。本書繼往開來，在閱讀的過程中，相信讀者跟我一樣能夠感受到經方知識的深度和價值，敝人予以極力推薦！

中國醫藥大學中醫學院院長

顏宏融　教授

推薦序二

　　張永明醫師是我學校進修中醫的學長，待人親切，好學認真，畢業後以優異的表現留在母校的附設醫院從事臨床工作，目前，張永明醫師更在中部醫療院所獨當一面，展現出堅強的專業實力，繼續發光發亮。在學術方面更孜孜不倦地，積極追求進步。他不僅取得了醫學博士學位，而且現在擔任中醫院校的教職，培養年輕的中醫才俊。他樂於分享自己的專業知識與經驗，並激勵學生們在中醫領域不斷成長。

　　自古中醫源源流傳，中醫以陰陽五行易學立論，配合中醫經絡學學說和臟腑學說，以《黃帝內經》為經，《傷寒論》、《金匱要略》為緯；臨床則分成的中醫內科、婦科、兒科、針灸科、外傷科跟五官科等範疇。中醫婦科是以論述經、帶、胎、產為主軸，而張醫師就是中醫婦科學的專家翹楚。

　　今天張醫師寫了一本書有關於金匱要略的婦科學的書：《《金匱要略》婦科學二十二堂課》，內容分成 22 堂課，其中包含了總綱及論述婦女懷孕跟婦女產後以及雜病等篇章，每一個章節也分成了原文包括：提要、解析，更加上圖解以及修正，經這樣深入淺出的論述下，相信對婦科學能有更深切的認識，體悟中醫傳統醫學的奧妙。

　　最後，無論您是正在追求醫學學位的學生，已經在臨床工作多年的醫師或是對中醫有興趣的愛好者，相信這本書都將為您，提供寶貴的指引和啓發。希望通過閱讀這本書，您能夠在婦科學領域獲得更多的知識和技能，並將其應用於您的臨床實踐中，為患者的健康福祉做出更佳的貢獻。

花蓮慈濟醫學中心副院長
慈濟大學中醫學
何宗融　教授
癸卯年己未月

推薦序三

張永明醫師是我非常尊敬跟仰慕的學長，有幸幫學長的著作寫推薦序無疑是我 2023 年最引以為豪的事。第一次認識張醫師是因為系上舉辦義診，邀請學長來幫我們上課，張醫師講課條理分明、邏輯清楚。艱澀的醫理跟古文，在他的解說下彷彿活躍於紙本之上，變得不再是那麼難以理解。進醫院工作後，有兩次邀請到學長來公會的活動進行演講，都獲得台下的聽眾一致的好評，會後也有不少的互動跟討論。我在演講的聽眾裡發現一些稚嫩的面孔，經詢問才知道原來是張醫師在義守大學的學生，特地北上來嘉義聽演講，除了學校常規授課以外，他們也不想錯過張醫師課堂以外的演講，由此可知張醫師講課的魅力。

讀完書稿後只有「相見恨晚」一句話可以形容！本書以《金匱要略》中婦人妊娠病脈證并治、婦人產後病脈證并治與婦人雜病脈證并治等三篇章作為藍本，針對相關的條文進行梳理跟解說，可謂是鞭辟入裡、字字珠璣。內容不僅限於條文的解說，更是結合了相關西醫婦產科學的臨床知識。書中搭配了大量的圖片跟表格，讓讀者可以更容易理解這些條文所要傳遞的訊息。張醫師更是在書中不吝分享科學中藥在臨床上的使用經驗跟方法，真的是書如其名「從課堂走向臨床之路」。

對於還是醫學生的你，我推薦你一定要看這本書。讀完這本書，就如親臨張醫師上課的現場，隨著文字將條文中複雜的概念化繁為簡，將抽象的描述具象化，你會知道臨床跟書本上的知識其實很接近。對於已經是臨床醫師的你而言，這本書更是不可錯過。它不僅能夠為你提供深入的學術見解，還能夠強化你在實際臨床工作中的理論支持，對於臨床上未解的問題，甚至能夠找到新的臨床思路。

嘉義長庚紀念醫院中醫科

楊曜旭　主任

推薦序四

　　《金匱要略》是中醫學中一本重要的經典著作，它以其深邃的醫學智慧和卓越的臨床應用價值而聞名於世，其中婦科篇更是一個不可忽視的重要部分，奠定了現今中醫婦產科的發展基礎。本書《《金匱要略》婦科學二十二堂課：從教室走向臨床之路》是張永明醫師／博士之授課精華，深入解析由基礎到臨床對於婦女的健康問題提供了獨特且寶貴的治療診斷以及病證用藥。

　　這本書以其豐富的內容和綜合的觀點，以婦人雜病篇中之婦人之病經文作為貫穿整本書妊娠篇、產後篇及雜病篇之開頭，對婦科疾病進行了全面且系統的分析。從婦科的條文解析，疑義修訂探討，病因病機到辨證施治且結合現代醫學觀點，這本書理論基礎扎實，涵蓋了各個層面的知識，使中醫醫學生與臨床醫生能夠更好的理解婦科疾病的本質和特點。

　　張永明醫師／博士學識淵博，擅長經方辨證治療疾病，在學校授課時就深受學生愛戴，也時常在許多學校、醫院、公會舉辦演講，每到之處必定座無虛席，如今能將其所學出成書，實乃中醫之福氣。此書的問世，無疑為我們提供了一個寶貴的參考工具，它不僅提供了豐富的中醫婦科病因病機論述，還體現了中醫學對於婦科疾病獨到的見解。我誠摯地推薦這本書給所有對婦科學習和臨床感興趣的人士，相信它將為你們帶來無窮的啟發和收穫。

義守大學學士後中醫系教授兼系主任

林立偉 謹誌

推薦序五

　　張永明醫師是一位臨床經驗極為豐富的醫師，也是我在中國醫藥大學的學弟，多年前因緣際會下一起成為南京中醫藥大學博士班的同學。在南京求學期間，永明醫師猶如同學們的中醫古籍資料庫，他厚實的中醫素養，對中醫典籍鑽研的熱忱與態度讓我印象深刻，多年來他醉心鑽研醫經，專注理論研究，與西醫結合驗之於臨床，難能可貴的是他願與同道分享成果的胸襟，在現今中醫界已是一位臨床經驗與中醫學術兼備的難得醫師。

　　論及現今中醫婦科學的發展，一方面需要對中醫傳統理論有深度的理解，另一方面更要汲取西醫婦科理論應用於臨床，但是現今的中醫教育逐漸傾向以現代醫學理論與技術來論述中醫，強調中醫科學化，中西醫結合化，使中醫文獻古籍的鑽研逐漸式微。《金匱要略》在中醫發展的源流中居於主幹的地位，是臨床各科的綱領，有效指導臨床，但是《金匱要略》條文有許多錯置的文字，研讀起來十分痛苦，需有人帶領與註解才能理解運用。

　　永明醫師撰寫《《金匱要略》婦科學二十二堂課》，針對《金匱要略》中婦人妊娠病、產後病、雜病生理學病理學的條文進行了系統的分析，以現代語言解釋傳統的理論，釐清《金匱要略》婦科學精髓與背後含意，再依其臨床經驗予以修正與補充，閱讀後令人茅塞頓開，欲罷不能，幫助初學者一窺中醫經典的深奧，也給資深醫師臨床應用之啓發，對剛踏入中醫婦科臨床的學弟妹或是執業多年的資深同道都是一本可一讀再讀的好書，書中誠懇而嚴謹的踏實學風，既為傳承又見創新，對於中醫婦科臨床，教學都是一本值得推薦的好書。

醫林中醫診所院長

吳慈榮　謹識

2023.8

前言

　　現行《金匱要略》一書來自於公元 1066 年宋·高保衡、孫奇和林億校訂《金匱要略方論》，其序文提到「翰林學士王洙在館閣日，於蠹簡中得仲景《金匱玉函要略方》三卷：上則辨傷寒，中則論雜病，下則載其方，並療婦人；乃錄而傳之士流，才數家耳。嘗以對方證對者，施之於人，其效若神。然而或有證而無方，或有方而無證，救疾治病，其有未備。國家詔儒臣校正醫書，臣奇先校定《傷寒論》，次校定《金匱玉函經》，今又校成此書，仍以逐方次於證候之下，使倉卒之際，便於檢用也；又採散在諸家之方，附於逐篇之末，以廣其法。以其傷寒文多節略，故斷自雜病以下，終於飲食禁忌，凡二十五篇，除重複合二百六十二方，勒成上、中、下三卷，依舊名曰《金匱方論》。」

　　《金匱要略》第一篇「臟腑經絡先後病脈證第一」為全書總綱，第二至十七篇論述痙、濕、暍、百合病、狐惑病、陰陽毒、瘧病、中風歷節、血痹、虛勞、肺癰、咳嗽上氣、奔豚氣、胸痹、心痛、短氣、腹滿、寒疝、宿食、風寒積聚、痰飲、消渴、小便不利、淋病、水氣、黃疸、驚悸、吐血、下血、胸滿、吐血、嘔吐噦、下利等內科系統疾病，第十八與第十九篇論述癰腫、腸癰、浸淫瘡、刀斧傷等外科病，第二十篇婦人妊娠、第二十一篇婦人產後與第二十二篇婦人雜病，第二十三至第二十五篇論述雜療方、禽獸魚蟲禁忌並治、果實菜谷禁忌並治等內容。

　　第二十篇至第二十二篇簡稱為婦人三篇，乃現存中醫典籍中有關婦人生理與病理論最完整記錄，更是秦漢時期針對婦人病臨床治療經驗總結，內容涵蓋婦人經、帶、胎、產與雜病，共有原文四十五條，載方四十餘首，七十餘味藥，篇中提出婦人「虛、積冷、結氣」三大病因，並以「婦人-血-胞門」與「婦人-血室」為生理病理機轉，治法與藥物劑型多樣，除湯劑、丸劑、散劑、藥酒等內服藥外，並開創外用藥劑型，如塞劑、洗滌劑等。婦人三篇實為婦產科學經典核心，更為後世中醫婦產科學之發展奠定基礎，具有重要的學術價值。

　　鑒於當前中醫經典研究逐漸式微，《金匱要略》一書在中醫典籍教學體系中部分成為選修課程，如此導致無法完整學習《金匱要略》內容，連帶影響《金匱要略》婦人三篇之專業臨床研讀，故將《金匱要略》分成《金匱要略》內科學與《金匱要略》婦科學兩專科，讓有志於內科或婦科專科之醫家能擷取其中精華而運用於臨床診療。《金匱要略》內科學乃末學任職於義守大學學士後中醫系教授《金匱要略》時上課內容匯集而成，而《金匱要略》婦科學二十二堂課則是於仲景臨床醫學會之授課內容，再經黃千容與李伊婷兩位醫師文字整理成書。

　　《金匱要略》乃中醫臨床基礎四大經典之一，然文辭簡短深奧，義理含蘊艱澀，初入門醫家諱於經典文字古樸而望之卻步，雖然歷代注家相繼闡釋而後明，惟專業切入臨床角度詮釋婦人三篇之義理精髓者，迄不多見，因撰《《金匱要略》婦科學二十二堂課》一書，參考 1340 年元·鄧珍本《新編金匱方論》與 1395 年明·洪武二十八年吳遷抄本，針對婦人三篇原文參古鑒今，逐一闡釋，每條均有【提要】與【解析】，契合臨床，對婦科疾病脈、證、症，病，藥、方六大環節逐一論述與發揮，並且結合末學於《中醫藥研究論叢》（*Taipei Journal of Traditional Chinese Medicine*）與《中醫藥雜誌》（*Journal of Chinese Medicine*）等期刊發表之論文，俾讀者參考。

張永明　謹識

目　錄

第一堂課　婦人之病總綱與架構

　　《金匱要略》婦科學總共分成三篇章，探討婦人之病，包括：〈婦人妊娠病脈證并治第二十〉、〈婦人產後病脈證并治第二十一〉、〈婦人雜病脈證并治第二十二〉。本書做為張永明老師授課精華，深入經文解析，並以經文為基石展開臨床運用，以下分論共 22 堂課，第一堂課以〈婦人雜病篇〉中「婦人之病」經文作為疾病總綱與架構，第二至八堂課論述妊娠篇、第九至十三堂課論述產後篇、第十四至二十二堂課論述雜病篇。妊娠篇中有 10 個方，產後篇中有 9 個方，雜病篇中有 17 個方，總共 36 個方，共計 77 味藥，以上計數不包含附方。雜病篇總綱「三十六病」，呼應醫家認為一方對應一病，因此婦人篇 36 個方治 36 種病。

　　婦人之病，因虛、積冷、結氣，為諸經水斷絕，至有歷年血寒，積結胞門，寒傷經絡，凝堅在上，嘔吐涎唾，久成肺癰，形體損分。在中盤結，繞臍寒疝，或兩脇疼痛，與藏相連。或結熱中，痛在關元，脈數無瘡，肌若魚鱗，時著男子，非止女身。在下未多，經候不勻。冷陰掣痛，少腹惡寒，或引腰脊，下根氣街，氣衝急痛，膝脛疼煩，奄忽眩冒，狀如厥癲，或有憂慘，悲傷多嗔。此皆帶下，非有鬼神，久則羸瘦，脈虛多寒。三十六病，千變萬端，審脈陰陽，虛實緊弦，行其針藥，治危得安。其雖同病，脈各異源，子當辨記，勿謂不然。

【解析】

　　本條文原本歸屬〈婦人雜病脈證并治第二十二〉婦人之病總綱，然而該經文具有提綱契領之獨特性，條文整合《金匱》內科 19 篇與婦人 3 篇，通盤論述《金匱》全書 22 篇章，雖然歷代醫家對於是否列為《金匱要略》原始經文仍有疑義，但經過本書釐訂與闡釋後仍值得深入研讀和探討，故

列為第一堂《金匱要略》課。

　　首先將《金匱要略》婦人雜病篇「婦人之病」經文分為十小段，重編序號如下，以利於釐訂與分析比較：

第一段：婦人之病，因虛、積冷、結氣，為諸經水斷絕，至有歷年，血寒積結胞門，寒傷經絡。

第二段：凝堅在上，嘔吐涎唾，久成肺癰，形體損分；

第三段：在中盤結，繞臍寒疝，或兩脇疼痛，與藏相連；或結熱中，痛在關元。脈數無瘡，肌若魚鱗，時著男子，非止女身。

第四段：在下未多，經候不匀。冷陰掣痛，少腹惡寒，或引腰脊。

第五段：下根氣街，氣衝急痛，膝脛疼煩。

第六段：奄忽眩冒，狀如厥癲。

第七段：或有憂慘，悲傷多嗔。

第八段：此皆帶下，非有鬼神。

第九段：久則羸瘦，脈虛多寒。

第十段：三十六病，千變萬端。審脈陰陽，虛實緊弦，行其鍼藥，治危得安。其雖同病，脈各異源，子當辨記，勿謂不然。

一、第一段釐訂與闡釋

　　第一段：婦人之病，因虛、積冷、結氣，為諸經水斷絕，至有歷年，血寒積結胞門，寒傷經絡。

（一）婦人經水斷絕之病因

　　首段記錄婦人經水斷絕之病因病機，概括給予病因共有三項，分別為：虛、積冷、結氣，以三項病因作為綱要，針對臨床進一步探究病因，可細分虛有氣虛與血虛、陰虛與陽虛；積冷則屬寒凝；結氣亦可分為氣滯與氣逆，以三項病因作為提綱挈領，可作為臨床索引而不失準繩。

（二）婦人經水斷絕之病機

　　經文關鍵文字「婦人之病……經水……血……胞門」，顯示第一段標誌婦人經水斷絕之病機，關鍵在血之運行，與胞門之機能，圖示「婦人－血－胞門－經水」之運行模型（圖1-1）。正常狀態下婦人之血運行正常，

胞門機能穩健，經水能以時下，月經週期規律；倘若婦人血行受到三項病因之任一干擾，導致運行失衡，血寒積結，胞門受損，月經週期呈現不規律而失調，最終造成諸經水斷絕。不同於《金匱要略校注》斷句「血寒積結胞門，寒傷經絡」，比對大多數注本經文可發現，句讀以「血寒積結，胞門寒傷」斷句為主。實際觀察婦女經行前後，倘若不慎受涼，舉凡沐浴不慎遭受風寒、過食寒涼與冰冷，造成血量驟減、血塊增多，甚至突然經停，或以「血寒積結，胞門寒傷」之斷句，更貼近經文語意。因此，校訂第一段句讀如下：

　　（校訂一）婦人之病，因虛、積冷、結氣，為諸經水斷絕，至有歷年，血寒積結，胞門寒傷。經絡。

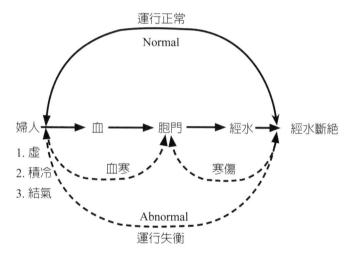

圖 1-1.　《金匱要略》「婦人－血－胞門－經水」模型與病因病機

（三）婦人經水斷絕之「經絡」疑義

　　校訂第一段血寒積結，胞門寒傷，句末僅存「經絡」二字，此二字明顯可見其孤立，且與往下第二段凝堅在上語意不相連接，「經絡」二字是否存在？抑或為後世插入語？第一段主要語意為論述病因、病機，然而病機「婦人－血－胞門－經水」模型中，並未涉及經絡理論，相同的概念延展至整條經文，均未採用經脈理論詮釋婦人經水斷絕之機轉，「經絡」二字更近於插入語詞，屬後世醫家註解經文，而非原始經文語意，故省略以

釐清語意。因此，校訂第一段插入語如下：

（校訂二）婦人之病，因虛、積冷、結氣，為諸經水斷絕，至有歷年，血寒積結，胞門寒傷，經絡。

（四）婦人經水斷絕之發生時程

藉由了解婦人經水斷絕之病因病機，以釐清經文句讀與插入語，並進一步檢視經文時程安排：病因來自虛、積冷、結氣，發生時程至有歷年，內在病機為血寒積結，胞門寒傷，最終結果演變為諸經水斷絕。以上推演可更清楚疾病走向與預後，在未調動經文次序前，「諸經水斷絕，至有歷年」，則容易將經文錯誤理解為婦人經水斷絕已經有好幾年。因此，校訂段落一次序如下：

（校訂三）婦人之病，因虛、積冷、結氣，至有歷年，血寒積結，胞門寒傷，為諸經水斷絕。

二、第二段釐訂與闡釋

段落二：凝堅在上，嘔吐涎唾，久成肺癰，形體損分。

（一）第二段語法分析

釐訂第二段之關鍵在於語法架構，首先全盤審視段落二至段落五的文字語法，藉由分析上下語句對稱關係，找出第二段至第五段之共同語法架構如下：

第二段：凝堅在上……
第三段：在中盤結……
第四段：在下未多……
第五段：下根氣街……

按照上下語句對稱關係，此四段分別探討婦人在上、在中、在下與氣街之人體部位的疾病證候表現，第三段探討在中→盤結，第四段探討在下→未多，因此，第二段應為探討「在上」→「凝堅」，根據語法對稱可顯

示第二段「凝堅在上」文字前後倒置，故比照第三段與第四段以人體部位為句首，調整第二段為「在上凝堅」。

（二）第二段闡釋「在上」：人體胸腔病證與臨床表現

根據第二段嘔吐涎唾，久成肺癰，可知此段疾病證候表現為《金匱要略・肺痿肺癰咳嗽上氣病脈證並治第七》章節摘要，包括：1.肺痿，2.肺癰，3.肺中冷，4.肺脹，5.咳逆上氣，共五大疾病證候及處方用藥。

在上主要探討人體肺系病證證治，亦即位於胸腔部位疾病證候，並且以呼吸系統為主。第二段以「肺癰」證候表現為例，相關經文於〈肺痿肺癰咳嗽上氣病脈證並治第七〉有詳盡的紀錄：「問曰：『病咳逆，……為肺癰？當有膿血，吐之則死…… 』，師曰：『……風，……熱；……汗出，……惡寒。……呼氣不入；……吸而不出。風傷皮毛，熱傷血脈。風舍於肺，其人則咳，口乾，喘滿；咽燥不渴，時唾濁沫，時時振寒。熱之所過，血為凝滯，蓄結癰膿，吐如米粥。始萌可救，膿成則死。』」經文指出肺癰之病因為風邪與熱邪，病機：風傷皮毛→風舍於肺與熱傷血脈→熱之所過→血為凝滯→蓄結癰膿，臨床表現：1.惡寒（時時振寒），2.汗出，3.咳，4.口乾（咽燥不渴），5.喘滿（呼氣不入，吸而不出），6.時唾濁沫（吐如米粥）。依照肺癰之病因病機可知：「在上凝堅」乃風傷皮毛→風舍於肺與熱傷血脈→熱之所過→血為凝滯→蓄結癰膿之總結，故「凝堅」亦可訓為「凝滯」；再以篇章經文所示肺癰臨床表現，不為「嘔吐」而表現為「咳吐」，而時唾濁沫之唾為動詞，化簡經文取「沫」名詞之意為宜，「嘔吐涎唾」訓為「咳吐涎沫」較為恰當。因此，校訂第二段如下：

在上凝（滯）堅，（咳）嘔吐涎（沫）唾，久成肺癰，形體損分。

「在上」代表胸腔部位，應當涵蓋肺呼吸系統和心血管系統之病證在內，本經文僅以「肺癰」作為舉例，目的是提醒於臨床診治婦人特有疾病之際，也必須注意病位「在上」的疾病影響力。

三、第三段釐訂與闡釋

第三段：在中盤結，繞臍寒疝，或兩脇疼痛，與藏相連；或結熱中，痛在關元。脈數無瘡，肌若魚鱗，時著男子，非止女身。

（一）第三段語法分析

從第三段前後文字比對，可見語句對稱關係，進一步拆解為三小段如下：

第三段之一：在中盤結，繞臍寒疝，或兩脇疼痛，與藏相連；

第三段之二：或結熱中，痛在關元。脈數無瘡，肌若魚鱗，

第三段之三：時著男子，非止女身。

自第二段往下至第三段，其中三之一與三之二同樣探討人體「在中」部位。第三段之一或兩脇疼痛以「或」字作為前後四字句型連結詞，影響前後對稱性，「或」字應為插入語句為後世註解，刪除後不影響語意，且可恢復原始經文對稱。因此，校訂第三段之一如下：

（校訂一）在中盤結，繞臍寒疝，兩脇疼痛，與藏相連；

第三段之一與三之二同樣採用以「或」字作為前後連結詞，如此反而使得兩小段經文對稱性難明，將「或」字刪去，並修訂前後語詞錯置，「或結熱中」訓為「在中結熱」。因此，校訂第三段之二如下：

（校訂二）或（在）中結熱，痛在關元。脈數無瘡，肌若魚鱗，

檢視校訂後第三段前後共兩小段，每段四句，每句四字，描述「在中」人體腹腔病證與臨床表現，對照第三段之一與之二經文對稱性，可發現第三段之三「時著男子，非止女身」屬經文錯置，並非第三段原始經文，且第三段之三與第三段之一與之二無語意相關性；「時著男子，非止女身」應屬於第四段「在下」之經文，往下將繼續探討與詮釋其合理性。因此，校訂第三段之全經文如下：

（校訂三）在中盤結，繞臍寒疝，或兩脇疼痛，與藏相連；在中結熱，痛在關元。脈數無瘡，肌若魚鱗，~~時著男子，非止女身~~。

（二）第三段闡釋「在中」：人體腹腔病證與臨床表現

「在中」代表腹腔部位，涵蓋消化系統病證與臨床表現，其中包括《金匱要略》中〈腹滿寒疝宿食〉、〈嘔吐噦下利〉、〈瘡癰腸癰浸淫瘡〉、〈黃疸〉、〈癉〉等五大篇章之摘要。

根據「在中盤結，繞臍寒疝」之「寒」字，可知第三段之一描述邪入消化系統後呈現寒化過程。《金匱要略‧腹滿寒疝宿食病脈證並治第十》記錄相關病證表現如下：「趺陽脈微弦，法當腹滿，不滿者必便難，兩胠疼痛，此虛寒從下上也，當與溫藥服之。」「寒疝繞臍腹痛，若發則白汗出，手足厥冷，其脈沉緊者，大烏頭煎主之。」「夫瘦人繞臍痛，必有風冷，穀氣不行，而反下之，其氣必衝，不衝者，心下則痞。」「脅下偏痛，發熱，其脈緊弦，此寒也，以溫藥下之，宜大黃附子湯。」

依照「在中結熱」之「熱」字，可知第三段之二描述邪入消化系統後呈現熱化過程。索引經文中「脈數無瘡，肌若魚鱗」出自《金匱要略‧瘡癰腸癰浸淫瘡病脈證並治第十八》病證表現，相關記載如下：「諸脈浮數，應當發熱，而反灑淅惡寒，若有痛處，當發其癰。」「腸癰之為病，其身甲錯，腹皮急，按之濡，如腫狀，腹無積聚，身無熱，脈數，此為腸內有癰膿，薏苡附子敗醬散主之。」這兩經文記錄以脈診至數與觸診腹部皮膚是否出現甲錯如魚鱗狀來鑑別瘡癰、腸癰和浸淫瘡。

四、第四段釐訂與闡釋

第四段：在下未多，經候不勻。冷陰掣痛，少腹惡寒，或引腰脊。

（一）「在下未多」的疑義

根據歷代《金匱要略》醫家注本，本段落的詮釋最具爭議性。例如，尤怡《金匱要略心典》與曹穎甫《金匱發微》將「在下未多」詮釋為「在下來多」，曹氏認為：「在下未多，於義未通，當系來多之誤，溫經湯方後月水來過多，當即此證，否則上既有血結胞門一證，此更出經候不勻一證，豈得謂之未多耶？蓋在下來多，即下經候不勻之說，或一月之中來二

次，或月信過多間日再來，或經行多日，以致前後參差不一，皆得以來多名之。」吳謙《醫宗金鑑》認為若將「在下未多」詮釋為「來多」，則反因本經文原屬經水斷絕之病，「來多」與上不合，與下「經候不勻」亦不合，故當為「未」字；李今庸則指出「未」乃「末」字之誤，「末多」是說經水來潮以後，其經尾常流不斷，即所謂「末流反多」，使得「經候不勻」，表示月經不能應期而來潮；朱光被《金匱要略正義》則認為是「在下寒多」；劉聯群將「未」作「昧」解，言婦人下部之病隱昧不明的多；此外，楊百茀《金匱集釋》指出「在下」乃虛、冷、結氣在下，「未」可理解為月經後期或量少，「多」可理解為月經提前或量多。

歷代注本的共同特點是將「在下未多」限縮於婦人專屬疾患，僅說明月經週期失調之疾病證候表現，因此造成爭議性的詮釋結果。此爭論之關鍵點牽涉兩項核心問題，其一：未釐清「在上」、「在中」、「在下」與「下根氣街」為四個人體病位定點；其二：除了「在上」與「在中」之外，「在下」病位也應包含男、女共同具有的疾病證候表現，若將「在下」病位歸屬於婦人專屬疾病證候表現，則導致經文解讀疑義，出現各自表述之窘境。因此，進一步釐訂四個部位的關係和所屬的疾病證候表現，才能透徹詮釋經文語意。

(二)「在上」、「在中」、「在下」與「下根氣街」在人體中央軸線定位角色

根據第二段「在上」、第三段「在中」與第四段「在下」分析對照，前文釐定「在上」指人體胸腔部位，記錄胸腔部位疾病證候表現；「在中」指人體腹腔部位，記錄腹腔部位疾病證候表現；同理可證，「在下」亦當指人體特定部位，由小腹和少腹（小少腹）構成，記錄小少腹部位疾病證候表現。

「在下」部位證候表現，不僅表達婦人專有之月經疾病證候，亦涵蓋男、女共同具有的疾病證候，因此必須再細分「在下」與「下根氣街」兩部位，以釐清經文所傳遞語意。根據 2015 年由張永明等人所發表〈張仲景金匱要略篇章架構重新釐定〉文章，引用《金匱要略‧五臟風寒積聚病脈證並治第十一》：「……。寸口，積在胸中；微出寸口，積在喉中；關上，積在臍旁；上關上，積在心下；微下關，積在少腹；尺中，積在氣

衝。脈出左，積在左；脈出右，積在右；脈兩出，臍積在中央，各以其部處之」為綱要，《金匱要略》篇章以人體中央軸線（前正中線）構築體表分層結構定位，由上而下劃分出「喉中、胸中、心下、臍旁、少腹、氣衝」等六個分層結構定位，顯然「少腹」與「氣衝」均屬於人體中央軸線體表定位點（參考文獻2）。

　　關於「氣衝」與「氣街」論證，考察諸多典籍與醫家詮釋，幾乎皆以經脈學說論述，如：何任《金匱要略校注》：「氣街，穴位名，足陽明胃經之穴，衝脈由此開始，故又名氣衝，位於小腹部下方，股部上方交界處之鼠蹊部」，何氏以經穴點與足陽明胃經立論；曹穎甫《金匱發微》：「氣街為足陽明動脈，在腿腹之交，亦名氣衝」，何氏與曹氏均採用足陽明胃經與經穴點來詮釋，且誤將「氣衝」與「氣街」混為相同穴位點，後世醫家遵照此說抄錄，造成千古難解之疑義。此外，或有醫家以奇經八脈之觀點闡釋，如：朱光被《金匱要略正義》：「在下寒多至悲傷多嚏，言虛冷積氣，直結予腎肝地分，奇經八脈之所至」，葉霖《金匱要略闕疑》：「下焦之病，腎之所主，皆歸衝、任、帶三條，此奇經也，奇經之病證，止於三十六乎」。後人誤以經穴點（Acupoint）或經脈線（Meridian）詮釋「氣衝」與「氣街」，造成第四段與第五段解讀紊亂，無法真正理解經文內涵，並且不符合臨床實用。日人後藤慕庵於所著《金匱要略方析義》一書中指出疑惑：「『氣街』一詞名『氣衝』，上下互用，而『街』字不諧韻，恐必有誤，或云『氣衝』非穴名，氣上衝也」，假使「氣衝」與「氣街」真為上下互用，但卻不協韻，其中恐怕有誤，或許「氣衝」並非穴名，而是指氣上衝之意，顯然以經脈學說並未正確詮釋出「氣衝」與「氣街」，且存在兩大關鍵的爭議：

　　1. 將「氣衝」與「氣街」視為同一個經穴點；

　　2. 足陽明胃經「氣衝穴」位於當臍下五寸，距前正中線旁開2寸，若以「氣衝穴」作為人體中央軸線定位，軸線（前正中線）將出現不合理偏移。

　　根據人體中央軸線體表定位，由上而下先後次序排列「喉中－胸中－心下－臍旁－少腹－氣衝」，「少腹」之下為「氣衝」，合理理解第五段「下根氣街」，其中「氣街」同樣位於人體中央軸線上，並列於「氣衝」之下，形成「喉中－胸中－心下－臍旁－少腹－氣衝－氣街」七個定位

點。藉由人體中央軸線體表分層結構定位，釐清第四段「在下」位於小少腹，此分層座落於「少腹－氣衝」之間，前側名為「少腹－氣衝」，後側名為「脊－腰－膝－脛」，前後區域均會出現男、女疾病證候表現，並非單指女性特有疾患（圖 1-2）。

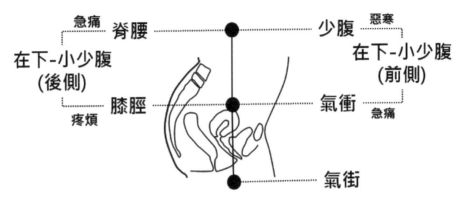

圖 1-2.　「少腹－氣衝」前側與後側病位和症候表現

依照結構定位可重新回歸經文次序，小少腹前側經文「少腹－氣衝」為第四段「少腹惡寒」銜接第五段「氣衝急痛」；小少腹後側經文「脊－腰－膝－脛」再引《金匱要略・臟腑經絡病脈證並治第一》：「問曰：陽病十八何謂也？師曰：頭痛、項、腰、脊、臂、腳掣痛」，由上而下先後次序排列「頭－項－臂－腰－脊－腳」，由第四段「或引腰脊」銜接第五段「膝脛疼煩」。因此，校訂第四段如下：

（校訂一）在下未多，經候不勻。冷陰掣痛，少腹惡寒，氣衝急痛，或引腰脊，膝脛疼煩。

「在下」記錄人體「少腹－氣衝」前側與後側的疼痛（煩），而這些證候在男、女皆會發生，顯然第四段「在下未多」並非探討婦女專有月經疾病證候表現，故第四段「經候不勻，冷陰掣痛」當移置第五段「下根氣衝」，段落五將繼續探討專屬婦人月經疾病。

因此，校訂第四段如下：

（校訂二）在下未多，*經候不勻。冷陰掣痛*，少腹惡寒，氣衝急痛，或引腰脊，膝脛疼煩。

（三）「在下未多」真實語意闡釋

　　若將「在下」疾病種類與「在上」及「在中」進行比較，「在下未多」詮釋「在下」小少腹的疾病種類相對於「在上」胸腔與「在中」腹腔來得少，這些疾病並非侷限於婦人專有，而是屬於男女共有疾患，故第三段「時著男子，非止女身」接續於第四段。因此，校訂段落四如下：

　　（校訂三）在下未多，少腹惡寒，氣衝急痛，或引腰脊，膝脛疼煩，時著男子，非止女身。

（四）第四段闡釋「在下」：人體小少腹病證與臨床表現

　　由於第四段與第五段經文之錯簡誤植，導致歷代醫家註解第四段出現多種不同觀點，回歸人體中央軸線體表分層結構定位，可了解第四段立意為記載小少腹前後側疾患，前側「少腹－氣衝」因寒凝導致腹痛，後側「脊－腰－膝－脛」各部位疼痛。

五、第五段釐訂與闡釋

　　段落五：下根氣街，氣衝急痛，膝脛疼煩。

（一）「下根氣街」的疑義

　　明代趙刊本認為本段經文為「下根氣衝」，而《醫統正脈》本則作「下根氣街」，據此改正為「氣街」，如此才能符合人體中央軸線體表定位次序。「氣街」一詞出自《靈樞・衛氣》：「胸氣有街，腹氣有街，頭氣有街，脛氣有街。故氣在頭者，止之於腦；氣在胸者，止之膺與背腧；氣在腹者，止之背腧與沖脈於臍左右之動脈者；氣在脛者，止之於氣街與承山、踝上以下」，而《靈樞・動輸》：「夫四末陰陽之會者，此氣之大絡也；四街者，氣之徑路也。故絡絕則徑通，四末解則氣從合，相輸如環」，《靈樞》作者認為「氣街」在人體頭、胸、腹與脛，共有四個部位，而「氣街」乃「氣之徑路」；然而根據第四段論述，《金匱要略》

紀錄之「氣街」，位於人體中央軸線上，屬於體表結構定位，非指經脈或經穴，且定位於「氣衝」之下，此與《靈樞》論述有所不同。第五段「下根氣街」探討「氣衝－氣街」體表分層婦人專屬特殊疾病證候，強調女性獨有之月經週期失調，以及經行前後小少腹以下之攣急收縮疼痛，原錯簡於第四段「經候不勻，冷陰掣痛」均屬於第五段之內容；其中「冷陰掣痛」之「冷」字於《醫統正脈》本作「令陰」，引述陸淵雷《傷寒論今釋》：「『令陰』趙刻本誤『冷陰』，今據徐鎔本、俞喬本及諸家注本改」，從而得知「冷陰掣痛」屬文字缺漏錯簡，調整為「令陰掣痛」。因此，校訂段落五如下：

　　下根氣街，~~氣衝急痛，膝脛疼煩，~~經候不勻，（令）冷陰掣痛。

（二）段落五闡釋「下根」：人體氣街病證與臨床表現

　　分析第二至第五段，不論「在上」、「在中」、「在下」病位，均為男、女共有疾患部位，唯獨「氣街」專為婦人所設，由經、帶、胎、產，乃至經血斷絕等疾病證候表現。進而言之，臨床治病思路考量婦人之病「下根氣街」，需同時注意「在上」之呼吸系統疾病、「在中」之消化系統疾病與「在下」之小少腹寒痛及脊腰膝脛急痛相關問題。

六、第六段釐訂與闡釋

　　第六段：奄忽眩冒，狀如厥癲。
　　第六段延續第五段之意，「奄」意為「忽」，乃迅疾之義，本段落記錄女性月經週期前後容易出現突發性眩冒，狀似昏倒狀態。

七、第七段釐訂與闡釋

　　第七段：或有憂慘，悲傷多嗔。
　　第七段記錄婦人經週期前後之情緒波動，如憂慘、悲傷、多嗔，「嗔」意為憤怒，顯示《金匱要略》記錄當時婦女特有的三種情志元素：「憂、悲、嗔」，此情志因素與近代婦女月經週期前後所伴隨的情志波動極為相仿。

八、第八段釐訂與闡釋

第八段：此皆帶下，非有鬼神。

「帶下」可細分為狹義和廣義兩類：狹義帶下指婦女赤白帶下，廣義帶下則指婦科經帶胎產諸疾病統稱。《史記・扁鵲倉公列傳》：「扁鵲名聞天下。過邯鄲，聞貴婦人，即為帶下醫；過雒陽，聞周人愛老人，即為耳目痺醫；來入咸陽，聞秦人愛小兒，即為小兒醫，隨俗為變。」「帶下醫」，即為治療婦科經帶胎產諸疾病的醫師。

第五至第七段是《金匱要略》婦人妊娠、產後與雜病三篇章總結，如「甘麥大棗湯」治療婦人情志疾病：「婦人臟躁，喜悲傷欲哭，象如神靈所作，數欠伸。」「溫經湯」治療帶下諸疾病：「……婦人年五十所，病下利數十日不止，暮即發熱，少腹裏急，腹滿，手掌煩熱，唇口乾燥，何也？師曰：此病屬帶下。……」凡是婦人出現第五至第七段之病證表現，包括月經週期不規則、月經前後小少腹掣痛、月經來前後出現顛眩與憂、悲、嗔等情志疾病，這些都屬於婦女特有的疾病，並非是鬼神附身或干擾造成之結果，皆應尋求婦科醫師診療，此段「帶下」所指為廣義帶下病，可見第八段之經文前後語意倒置，吳謙《醫宗金鑑》亦持此說。因此，校訂第八段如下：

（校訂）非有鬼神，此皆帶下。

九、第九段釐訂與闡釋

第九段：久則羸瘦，脈虛多寒。

第九段探討婦人久病後體質狀態，當疾病發生卻未經適當治療，加上東漢時代營養攝取不若今日，經年累月爾後，導致婦人身形羸瘦，脈象虛而多寒。時代演變，現代生活變得更加優渥，豐衣足食，營養過剩使得另有一類婦女患病而成久則肥胖，脈濡多濕。

第一段到第八段經文依據上、中、下與氣街部位，完整論述全身系統疾病與婦科專病，續接第九段似乎顯得突兀，與第一段到第八段語意不合，推測屬後世醫家補充註解之經文。

十、第十段釐訂與闡釋

第十段：三十六病，千變萬端。審脈陰陽，虛實緊弦，行其鍼藥，治危得安。其雖同病，脈各異源，子當辨記，勿謂不然。

「三十六病」的疑義

「三十六病」一詞存在於《金匱要略》中兩個篇章，一、〈臟腑經絡病脈證並治第一〉：「五勞、七傷、六極、婦人三十六病，不在其中。」二、〈婦人雜病脈證並治第二十二〉中本文所探討之「三十六病」。歷代醫家對於第十段之「三十六病」詮釋皆不同，《諸病源候論》與《備急千金要方》認為「三十六病」是「十二癥、九痛、七害、五傷、三痼」。「十二癥」指帶下所下之物的十二種異常表現；「九痛」指婦人常見的九種疼痛病症；「七害」指容易引起婦人疾病的七種致病因素；「五傷」特指婦人因傷於胞宮而引起的五種疼痛病症，與「九痛」的區別為是否已傷及子臟；「三痼」為三種經久難治的痼疾。《小品方·第七卷·治女子眾病諸方治婦人無兒諸方》亦提及十二癥、九痛、七害、五傷、三痼不通，加總共三十六病，但由於《金匱》與《小品方》時代仍有距離，能不能用《小品方》涵蓋《金匱》論述仍有疑義；另有一說，一方對應一病，《金匱》婦人三篇 36 個方治 36 種病。

《小品方卷第七·治女子眾病諸方》

諸方説三十六疾者，十二癥，九痛，七害，五傷，三痼，不通是也。

何謂十二癥？是所下之物，一曰狀如膏；二曰如黑血；三曰如紫汁；四曰如赤肉；五曰如膿痂；六曰如豆汁；七曰如葵羹；八曰如凝血；九曰如清血；血似水；十曰如米泔；十一曰如月浣，乍前乍卻；十二曰經度不應期也。

何謂九痛？一曰陰中傷痛；二曰陰中淋瀝痛；三曰小便即痛；四曰寒冷痛；五曰經來即腹中痛；六曰氣滿痛；七曰汁出陰中，如有蟲嚙痛；八曰脅下分痛；九曰腰胯痛。

何謂七害？一曰竅孔痛，不利；二曰中寒熱痛；三曰小腹急堅痛；四曰臟不仁；五曰子門不端，引背痛，六曰月浣乍多乍少；七曰害吐。

> 何謂五傷？一曰兩脅支滿痛；二曰心痛引脅；三曰氣結不通；四曰
> 邪思洩利；五曰前後痼寒。
>
> 何謂三痼？一曰羸瘦不生肌膚；二曰絕產乳；三曰經水閉塞。

清・黃元御《金匱懸解》針對「三十六病」云：「婦人妊娠、產後、雜病，共計三十六病」。其中包含婦人妊娠十病：妊娠、癥痼、胎脹、胞阻、腹痛、嘔吐、小便、水氣、養胎、傷胎腹滿；婦人產後十一病：痙病、鬱冒、胃實發熱、腹痛、腹痛煩滿、瘀血、惡露不盡、中風、中風發熱、中虛煩嘔、下利；婦人雜病十五病：熱入血室、半產漏下、陷經漏黑、經水不利、帶下、吐涎心痞、臟躁悲傷、咽中炙臠、腹中疾痛、血氣刺痛、水與血結、轉胞、陰吹、陰寒、陰瘡，以上綜合計數共有三十六病。

葉發正根據婦人三篇共三十六首方劑，按照一方一證來解釋「三十六病」，即三十六證。妊娠篇九方證：桂枝茯苓丸、附子湯、膠艾湯、當歸芍藥散、乾薑人參半夏丸、當歸貝母苦參丸、葵子茯苓散、當歸散、白朮散；產後篇八方證：大承氣湯、當歸生薑羊肉湯、枳實芍藥散、下瘀血湯、陽旦湯、竹葉湯、竹皮大丸、白頭翁加甘草阿膠湯；雜病篇十九方證：小柴胡湯、半夏厚朴湯、甘麥大棗湯、小青龍湯、瀉心湯、溫經湯、土瓜根散、膠薑湯、大黃甘遂湯、抵當湯、礬石丸、紅藍花酒、小建中湯、腎氣丸、蛇床子散、狼牙湯、膏髮煎、旋覆花湯、小兒疳蟲蝕齒方。

綜上可見「三十六病」各家詮釋的差異性，有根據婦人的病因論述，也有針對《金匱》婦人三篇疾病總數來探討，甚至以婦人三篇所使用方劑總數來說明，各有不同立論基礎，因此第十段屬於爭議性頗大之經文，尤須謹慎釐訂，以下根據兩部分進一步論述：1. 第一段至第十段前後啟承結構，2. 第十段經文內涵。

1. 第一段至第十段前後啟承結構

從經文結構而論，第一至第八段著重理論闡述，第九段插入婦人久病後體質狀態，而第十段以「子當辨記，勿謂不然」告誡後人當須謹慎診察，經文前後語意與結構並不連貫。

2. 第十段經文內涵

第十段論述「審脈陰陽，虛實緊弦……脈各異源」，強調脈診與脈象變化作為診療婦科疾病之法則，然此重要法則卻從第一至第八段中隻字未提，在《金匱要略》婦人妊娠、產後與雜病三篇章中，亦無詳盡描述相關脈法診斷與脈象變化，本段落經文不符合第一至第八段系統性論述「在上」、「在中」、「在下」與「下根」不同結構部位之疾病證候表現，故推測本段經文為後世醫家注解，並非原始經文。當代醫家胡希恕亦於《金匱要略講座》一書論及此段落經文或為後人所注，前文提及經血失調由於虛、積冷、結氣，但至第十段反倒論診脈與用針，經文前後矛盾，疑非同一醫家所為。

整合第一至第八段，重新校訂婦人之病經文如下（表1-1）：

> 「婦人之病，因虛、積冷、結氣，至有歷年，血寒積結，胞門寒傷，為諸經水斷絕。在上凝堅，咳吐涎沫，久成肺癰，形體損分。在中盤結，繞臍寒疝，兩脇疼痛，與藏相連；在中結熱，痛在關元，脈數無瘡，肌若魚鱗。在下未多，少腹惡寒，氣衝急痛；或引脊腰，膝脛疼煩，時著男子，非止女身。下根氣街，經候不勻，令陰掣痛，奄忽眩冒，狀如厥癲，或有憂慘，悲傷多嗔，非有鬼神，此皆帶下。」

將《金匱》婦人之病對應人體部位以及寸關尺脈位製表如下（表1-1）：

表 1-1. 《金匱》婦人之病對應人體部位與寸口脈位

部位			症候表現		人體部位	寸口脈位
在上	凝堅		咳吐涎沫，久成肺癰 咳吐涎沫，久成肺痿	形體損分	胸中	寸口
在中	盤結	寒	繞臍寒疝，兩脅疼痛，與臟相連		臍旁	關上
	結熱	熱	痛在關元，脈數無瘡，肌若魚鱗			
在下	未多	前	少腹惡寒，氣衝急痛	時著男子 非止女身	氣衝	尺中
		後	或引腰脊，膝脛疼煩			
下根	氣街		經候不勻，令陰掣痛 奄忽眩冒，狀如厥癲 或有憂慘，悲傷多嗔	帶下	氣街	尺下（奇恆）

綜觀經文，重新詮釋婦人的疾病，參考圖 1-3，分為在上的凝堅，在中的盤結、結熱，在下未多的前後部，下根氣街的月經週期失調、情志疾患。臨床婦科治療著重在：一、全身性系統疾病，考慮在上、在中、在下部位疾患，並對應相關篇章，在上考慮心肺功能，側重在肺，如肺痿肺癰欬嗽上氣病脈證；在中考慮消化系統寒熱疾病與腑氣通暢度，如瘡癰腸癰浸淫瘡病脈證、腹滿寒疝宿食病脈證、嘔吐噦下利病脈證；在下考慮泌尿系統與腹腔問題，如《金匱》奔豚氣病脈證、消渴小便利淋病脈證、轉筋陰狐疝病脈證。二、婦女特有的疾病，考慮下根氣街部位疾病，包含婦人妊娠、產後、雜病三篇章。

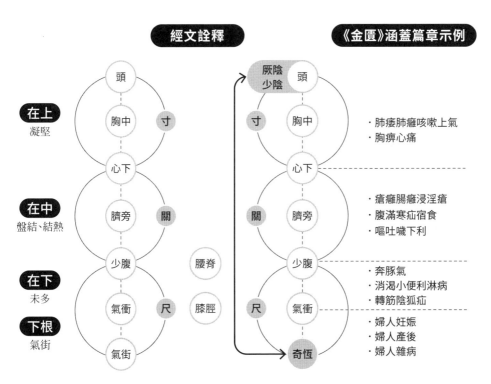

圖 1-3.　經文詮釋對應《金匱》各篇章示例

延續五臟風寒積聚篇寸關尺三部定位脈法，婦人雜病總綱條文再論婦人病之著重脈位，架構出《金匱》診察治療之病位、脈位完整性（圖 1-3）（參考文獻 1）。臨床醫家治療調整月經週期必須同時考慮上游調節，由寸部上少厥為啟動中心，負責調控下游婦科氣衝至氣街區段，小兒新生脈

成長於氣衝至氣街，氣街底則下至生殖道口，擴大氣街為奇恆，奇恆涵蓋男女，掌管女子月經、男子精室。

【參考文獻】

1. 張永明、呂平安、陳季襄、黃軒、張家誠、李伊婷：《金匱要略》「婦人之病」經文釐定闡釋與篇章重構。**中醫藥研究論叢**。2021；24(4)：23-42。DOI:10.6516/TJTCM.202112_24(4).0003
2. 張永明、陳志昇、許偉宸、蔡金川：張仲景《金匱要略》篇章架構重新釐定。**臺灣中醫醫學雜誌**。2015；13(1)：13-28。
3. 陳志昇、蔡金川、許偉宸、張永明：《金匱要略》五臟死脈條文釐定與闡釋。**臺灣中醫醫學雜誌**。2014；12(2)：73-88。

第二堂課 婦人妊娠病脈證并治第二十

主題：妊娠診法、妊娠嘔吐

> 師曰：婦人得平脈，陰脈小弱，其人渴，不能食，無寒熱，名妊娠，桂枝湯主之方見利中。於法六十日當有此證。設有醫治逆者，卻一月加吐下者，則絕之。

【提要】

本條文為妊娠第一條總綱，首重診斷之法，並探討條文處方桂枝湯是否合理，以貼近臨床實用價值。

【解析】

未懷孕之婦人擁有自身的循環系統，即平脈，也就是未罹病情況下的平常脈象；診斷婦人妊娠的條件有四，一、陰脈小弱，二、其人渴，三、不能食，四、無寒熱，無寒熱意指未出現外感表現，考量四項條件加上臨床症狀時間軸持續 60 天（2 個月）時，可判定婦人懷娠。

早期妊娠前六十天階段，最常發生的症狀表現為「嘔」，其人渴應改為其人嘔，語意順接其人嘔，不能食較合理，影響到的是消化系統，無寒熱說明無法進食的起因非來自外感。修正後條文更能將傳統醫學與現代醫學接軌，當婦人出現想吐、吃不下、沒有外感實據，又再加上月經週期延後，診脈可察陰脈小弱，此時用藥當格外注意是否為婦人妊娠。

關於如何解讀陰脈小弱，歷代爭議不斷。子宮之最高點定位在氣衝，受精卵著床於氣衝與奇恆之間，茁壯長成為胎兒，古人觀察陰脈出現的時間軸為 60 天，與現代醫學胎兒出現心跳的 6-8 週時間軸十分相近，困難點在於如何正確掌握奇恆點之脈象表現，當胚體著床 6-8 週後，胎

兒會出現心跳，並於奇恆產生胎之循環系統，有別於母體之循環系統，妊娠婦人胞宮中有胎兒，循環系統共有二套 (母體循環系統與胚體循環系統)，而透過胎盤與臍帶連結；母體為平脈，平脈之外出現的胎之循環，即陰脈，剛開始出現的陰脈表現為小弱，確認胎兒長成後可領取媽媽手冊，倘若未出現心跳者為死胎，妊娠終止成為小產。

　　由於陰脈小弱，需仔細察覺尺中氣衝至奇恆變化（圖 2-1），若敏感度不足則無法區辨平脈與陰脈，指下僅剩較為明顯的母體平脈；若持續施予苦寒、攻下藥物，將使陰脈消失，絕之即絕除小兒新生脈，胎之循環系統消失，並不是指妊娠婦人死亡。現代醫學拜診斷技術進步所賜，當正常月經週期延後 1 週未行，立刻可採驗確認是否受孕，相較於古代發生陰脈消失的機率減少，但臨床上仍須謹慎小心。

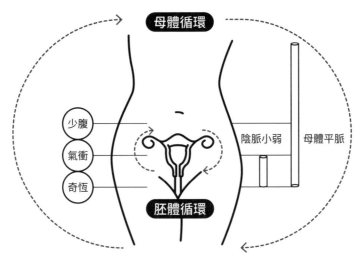

圖 2-1.　妊娠孕脈示意

　　由以上可知，本條文為總綱，並記載妊娠診斷之法，未出相應處方，處方桂枝湯為後人所註解，宜刪；且婦人妊娠九證卻有十個方，若將桂枝湯去除，其餘九個方即對應九個證。往下繼續探討早期妊娠嘔吐用方。

修正經文
師曰：婦人得平脈，陰脈小弱，其人渴（<u>嘔</u>），不能食，無寒熱，名妊娠→<s>桂枝湯主之方見利中</s>，於法六十日當有此證。設有醫治逆者，卻一月加吐下者，則絕之。

妊娠嘔吐不止，乾薑人參半夏丸主之。

乾薑人參半夏丸方

乾薑 人參各乙兩 半夏二兩

上三味，末之，以生薑汁糊為丸，如梧子大，飲服十丸，日三服。

參照〈嘔吐噦下利〉

乾嘔吐逆，吐涎沫，半夏乾薑散主之。

半夏乾薑散方

半夏 乾薑各等分

上二味，杵為散，取方寸匕，漿水一升半，煎取七合，頓服之。

諸嘔吐，穀不得下者，小半夏湯主之。

小半夏湯方

半夏乙斤 生薑半斤

上二味，以水七升，煮取一升半，分溫再服。

病人胸中似喘不喘，似嘔不嘔，似噦不噦，徹心中憒憒然無奈者，生薑半下湯主之。

生薑半夏湯方

半夏半斤 生薑汁一斤

【提要】

本條文主要分析乾薑人參半夏丸的組成與功效，以及臨床使用之注意事項。根據本經文接續在第一條妊娠診斷之後，可以得知妊娠出現臨床表現應該為「嘔」而非其人「渴」，故以乾薑人參半夏丸為主要治妊娠嘔吐之方劑。

【解析】

　　早期妊娠出現嘔吐，處方乾薑人參半夏丸，此方十分常見於臨床運用。拆解乾薑人參半夏丸，組成為《金匱・嘔吐噦下利》半夏乾薑散，再加上人參，近代人參品項多，此處選擇吉林參做為養陰之效，而高麗參多用於益氣；與嘔吐篇另方小半夏湯、生薑半夏湯比較，若僅按照原方乾薑：人參：半夏為 1：1：2 比例開立，療效差強人意，關鍵是因為乾薑人參半夏丸之煎服法是以乾薑、人參、半夏三味藥物研粉後，再以生薑汁糊為丸，若少納入生薑，則療效未彰。

　　科中處方開立以乾薑人參半夏兌入生薑，或以諸嘔吐，穀不得下者的嘔吐首選方小半夏湯為主方，加入乾薑、人參（理中湯之半），組方的概念在於東漢時期婦人體質多為久則羸瘦，脈虛多寒，治以溫中之法；考量近人多為久則肥胖，脈濡多濕，考慮妊娠婦人水分堆積過速，造成痰濕為患者，可使用小半夏加茯苓湯作為妊娠嘔吐加減基本方。加減選擇中，若中焦脈塌陷，兼有下腹涼感、容易怕冷的患者，加入乾薑；嚴重嘔吐造成傷陰者，再加入人參養陰；吐酸水胃有虛熱者，加入竹茹；胃熱更盛者，加入黃連（表 2-1）。

表 2-1.　妊娠嘔吐治療處方組成與化裁

妊娠嘔吐處方		加減選擇
虛寒體質	乾薑人參半夏丸＋生薑 小半夏湯＋乾薑、人參	中焦脈塌陷者：乾薑 嘔吐致胃陰虛：人參
痰濕體質	小半夏加茯苓湯加減	胃虛熱吐酸水：竹茹 胃熱盛吐酸水：黃連

　　目前藥廠科中製品有小半夏湯、小半夏加茯苓湯，而乾薑人參半夏丸則為醫師自行以單味藥物配伍，需注意乾薑劑量拿捏，以防口感過辣；另一爭議事項為明代以後認為半夏會造成妊娠殞胎，妊娠期間使用半夏要記得搭配生薑、乾薑，千萬不可單用。

第三堂課　婦人妊娠病脈證并治第二十

主題：妊娠宿有癥病

> 婦人宿有癥病，經斷未及三月，而得漏下不止，胎動在臍上者，為癥痼害。妊娠六月動者，前三月經水利時，胎也。下血者，後斷三月，衃也。所以血不止者，其癥不去故也。當下其癥，桂枝茯苓丸主之。
>
> 桂枝茯苓丸方
>
> 桂枝 茯苓 牡丹去心 桃仁去皮尖熬 芍藥各等分
>
> 上五味，末之，煉蜜和丸，如兔屎大，每日食前服一丸，不知，加至三丸。

【提要】

　　《金匱》婦人三篇中具有處方之條文尤其重要，桂枝茯苓丸列於婦人妊娠第二方，可見其重要性。透過深化經文理解度，將有助於提高桂枝茯苓丸使用療效，本條教導學習者「癥病」與「胎」的鑑別以及桂枝茯苓丸的臨床應用。

【解析】

　　古代沒有現代儀器或病理切片等診斷工具，不可先入為主認為癥病就是惡性腫瘤而妄下定論，透過了解古人診病的思考邏輯，才能妥善應用此方。首先，要先理解古人如何得知婦女腹中有一腫塊？在沒有超音波或透視眼的情況下，代表癥塊是觸摸而得，「癥」是指體表上大到可觸摸而得知腫塊。現代醫學定義可觸得的腫塊是大於 5-6 公分以上，小於 1-3 公分以下則不易觸得。

　　將條文分為三段加以分析：

第一段：婦人宿有癥病，經斷未及三月，而得漏下不止，胎動在臍上者，為癥痼害。

當婦女子宮內的腫塊超過 5-6 公分時，稱為宿有癥病。腫塊過大，導致經來子宮收縮不利，造成滴滴答答出血、淋漓不盡，即漏下不止。

如何鑑別癥與胎？參考圖 3-1 說明經斷後漏下不止的可能性比較。關鍵在經斷未及三月與胎動在臍上，以經斷時間軸、與胎動部位兩項因素合併考量，女性的生理週期以月為單位，經斷未及三月代表婦女在生理週期未行尚未超過三個月內即出現漏下不止，並察覺到在臍上有似胎動的感覺，此非真正的胎動，而是癥病所致。除了時間軸以外，其中重要的區別點在於早期懷孕的胎動是在臍下，而癥病所致的漏下不止，其類似胎動的感覺是在臍上。

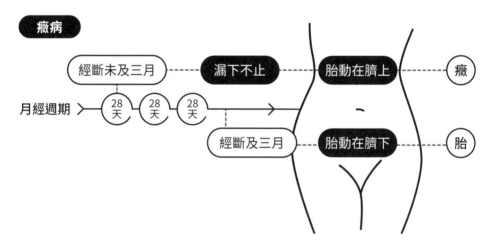

圖 3-1.　經斷後漏下不止的可能性

真正懷孕的胎動部位與孕期週數有關，初產婦在孕期 16 至 18 週時才會初次感受到胎動，而經產婦在孕期 12 至 16 週就會感受到胎動，胎動部位在肚臍以下的位置。隨著孕期週數增加，胎動部位會逐漸往臍上移動，孕期約 20 週時，胎動到達臍下一指的位置，孕期約 24 週時，胎動到達臍上二指的位置。古人利用這樣特性來判斷，而現今超音波技術發達，已不需要利用這樣的方法來鑑別，在懷孕早期就可以透過超音波影像看到胚胎。

　　第二段：妊娠六月動者，前三月經水利時，胎也。下血者，後斷三月，衃也。

　　此段條文內容自古就有爭議，在分析經文的時候，首先要「還原」文句原來的意思，利用標點符號來還原它；其次是利用「對稱」句型的想法，可以推敲文字缺漏或錯簡之處。首先，重新標註句讀，妊娠六月動者，前三月，經水利時，胎（也）。下血者，後斷三月，衃也。再者，找前後對稱關係來分析語句，看到前三月與後斷三月，都是和時間相關的三月，可知這是對稱關係。而下血者，後斷三月這句經文是倒置關係，應修正為後斷三月，下血者，衃也，合理推論胎跟衃是屬於對稱關係。

　　這段經文最難理解之處在於妊娠六月，古代醫家把前三月和後斷三月合併起來，寫成六月，實為謬誤。為何認為六月有疑義呢？鑑別癥病與懷孕應越早期越好，才能採取正確治療，且妊娠六月已是懷孕中後期，若要流產已是相當困難，故此處不應是指妊娠六月。那應如何還原這句話的原始意義呢？第一段提到胎動，第二段同樣針對胎動而加以延伸說明。將六月二字左右對調，改為月六，再加以形變，即為胎字，這是古代傳抄時的錯誤，而被後人過度誤解。因此，這裡是用「月經停止前的三個月，月經週期是否規律」，來判斷該異常出血是胎或衃所致。臨床上問診時，可詢問患者月經停止前的三個月月經是否規律，若是，則可以推測患者是懷孕；反之，若患者前三個月月經週期混亂不規律，爾後月經停止，則要考慮其他可能性。

　　第一段以經斷未及三月與胎動在臍上鑑別癥與胎，但倘若經斷均及三月，第二段進一步說明如何透過月經週期規律性，來判斷月經終止後的淋漓不盡，是胎或衃所致。經水利，指月經規律，前三月，經水利時，胎也，指前三個月的月經週期規律，爾後月經終止，此為懷孕。懷孕後三個月可判斷胎動，當胎動在臍下時，推斷為妊娠早期。後斷三月，下血者，衃也，衃是凝集之血，是壞血，可推測是子宮內膜過度增生，根據對稱語法，此句前方意含前三月，經水不利時，若在月經中斷前的三個月週期不規律，月經停止後，又滴滴答答出血，可判斷此為壞血，而壞血進一步會演變為癥病而淋漓不盡。圖 3-2 說明以經斷前的月經規律性來區別妊娠或壞血。

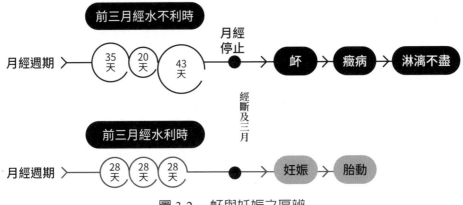

圖 3-2. 瘀與妊娠之區辨

修正第二段

妊娠胎動者，前三月，經水利時，胎也。後斷三月，下血者，瘀也。
（補述經文完整語意）

妊娠胎動者，前三月，經水利時，後斷三月，胎也。

　　　　　前三月，經水不利時，後斷三月，下血者，瘀也。

　　第三段：*所以血不止者，其癥不去故也。當下其癥，桂枝茯苓丸主之。*

　　在使用桂枝茯苓丸之前，一定要清楚了解古人想法中的癥為何？可從兩方面來探討，第一是從條文的紀錄，第二是從藥方中，各藥物的功效和其配伍作用來學習。若一味將癥病當作西醫的肌瘤（Myoma）來處置，將桂枝茯苓丸用在子宮肌瘤的患者，不但沒有療效，反而可能會加重病情。臨床應用掌握血不止者，當患者子宮內膜異常增厚，以至於無法正常剝落，而有異常滴滴答答出血的情況，就可使用桂枝茯苓丸來治療，讓壞血排除乾淨，使子宮內膜在下一次週期可以重新正常增生、剝落。*當下其癥，桂枝茯苓丸主之*，便是指透過桂枝茯苓丸讓子宮內膜剝落完全，恢復正常的週期。我們可以進一步理解此病理機制：子宮內膜增生太厚而剝落不完全，導致經血逆流。若過度堆積、惡化，就可能會形成後續的肌瘤、巧克力囊腫或纖維囊腫等所謂「乾血」概念，就不再適用桂枝茯苓丸。因此，桂枝茯苓丸在臨床上可稱為一種催經藥，當患者原本月經週期都很規

律，突發月經遲至，子宮內膜應剝落而未剝落，便為桂枝茯苓丸之適應證。

其次，從藥方來分析桂枝茯苓丸治療癥病的機轉。首先，從《神農本草經》中論述各藥物的性味與主治，來找到桂枝茯苓丸各組成藥物的共同主治。換句話說，當兩藥相互配伍後，可能會突顯某一作用的效果。例如，桃仁與牡丹皮的共同主治為瘀血、癥瘕，癥瘕是前述所提之壞血，即未剝落乾淨而凝集的血，也有醫家註解牡丹皮可下死胎；而桃仁與芍藥共同主治為血痹、瘕。若要對藥物的使用有很好的掌握，一定要將《神農本草經》的主治讀熟。

> 《本經》桃仁，味苦，平。主瘀血、血閉、瘕、邪氣，殺小蟲。

【解析】

主治中的邪氣應是造成瘀血、血閉、瘕的病因，即為邪氣引起的瘀血、血閉（痹）、瘕。血閉有疑，應為血痹。

> 《本經》牡丹皮，味辛，寒。主寒熱、中風，瘈瘲、痙、驚癇，除癥堅，瘀血留舍腸胃，安五臟，治癰瘡。

【解析】

皮類的藥物都有治療「表」的作用，因此牡丹皮可治療外感（寒熱、中風）。瘈瘲是四肢抽筋、痙是中軸方面、驚癇是腦部異常放電的症狀。瘀血留舍腸胃如腸癰，最有名的處方為大黃牡丹皮湯。由上可知，牡丹皮的作用方向是從表入裡。

> 《本經》芍藥，味苦，平。主邪氣腹痛，除血痹、破堅積、寒熱、疝瘕，止痛，利小便，益氣。

【解析】

　　芍藥作用於人體的部位很廣，從腹部到膀胱都是其作用範圍。主治中的寒熱是指無論由寒邪或熱邪所引起的血痹、堅積、疝瘕，都可以使用。此外尚能止痛，利小便，益氣。由作用部位可知，芍藥是由上往下走，有空間的流動性。

> 《本經》茯苓，味甘，平。主胸脅逆氣，憂恚驚邪、恐悸，心下結痛，寒熱煩滿，咳逆，口焦舌乾，利小便。久服安魂養神，不飢延年。

【解析】

　　方中加入茯苓目的在於處理水、血的問題，若欲除去壞血（即衃），除了破瘀血之外，還要利用茯苓將壞血轉換為原來的水，這也再次證明癥病關鍵為壞血，而非肌瘤。此外，茯苓與桂枝、芍藥共同作用在調節血液循環。古人認為癥病最主要的疾病起源來自於水、血液的循環異常，想法是：水→血→衃→癥，因此加入茯苓來調節水、血代謝異常。

> 《本經》桂枝，味辛，溫。主上氣咳逆，結氣，喉痹，吐吸，利關節，補中益氣。

【臨床應用】

　　臨床如何運用桂枝茯苓丸？以桂枝茯苓丸加大黃、枳實、厚朴與紅花來當作標準的催經方，合衃與乾血之治療含義；掌握使用時機，並不是用在病人閉經日久求診時，就立刻開立催經方，一般先以四物湯或溫經湯來養血，讓子宮內膜慢慢增厚，再使用催經方使子宮內膜剝落。補充說明紅花的使用劑量，0.1 克至 4 克為低劑量，4 至 8 克為中劑量，而 8 至 12 克

為高劑量。若病已入乾血證，如肌瘤、巧克力囊腫等，則需考慮蟲類祛瘀血藥物如抵當湯。

　　特別要注意的是，後世醫家所定義的癥病為「按之不移的腫塊」，與本篇探討屬於「壞血」之癥病有所不同，企圖以桂枝茯苓丸處理肌瘤時，反而會見到 CA-125 升高的情形，因此一定要區分清楚壞血癥病與真正蓄血證。若是治療快速增生的腫塊，首要選擇清熱解毒藥物抑制腫瘤生長，單用活血化瘀藥，反而可能促進腫瘤細胞生長的作用，而使 CA-125 升高。CA-125 是女性腫瘤標誌指數，可用於診斷卵巢癌，其正常標準值為小於 35U/ml，若 CA-125 升高到 100 至 200 時，選擇白頭翁湯加減治療。

　　當子宮收縮不良、懷孕婦女服用墮胎藥如 RU-486、或是經過小產手術，都可能造成點滴出血、淋漓不斷的情形，當先以膠薑湯止出血，使子宮內膜慢慢增生、再次自然剝落，就會創造出下一個新的規律月經週期。下死胎之法在明代以前使用平胃散加芒硝，取芒硝化七十二種石之意，明代以後使用脫花煎，組成包括當歸、肉桂、川芎、牛膝、車前子與紅花，若胎死腹中或堅滯不下者，可加入芒硝，而現代則建議以婦產科手術快速處理，再行後續調理。

第四堂課　婦人妊娠病脈證并治第二十

主題：胎動不安，六經月經週期調法

> 婦人懷娠六七月，脈弦，發熱，其胎愈脹，腹痛惡寒者，少腹如扇，所以然者，子臟開故也，當以附子湯溫其臟方未見。

【提要】

　　本條文論述婦女妊娠胎動不安的臨床症狀與安胎法，討論附子湯真正的處方意涵與臨床用途，並說明現代醫學先兆性流產的定義。最後，補充六經週期調法。

【解析】

　　解讀經文時應考量兩個關鍵的問題，一、文字的表述與次序是否合理？透過現代醫學的發展，利用現代醫學相關知識比對經文內容，可著墨經文是否有次序與表述上的錯誤。二、文字的意涵是否如其所想？當字句過於艱澀，應如何正確解讀，避免片面性的錯誤，如：本條文之子臟開，單就字面解讀是「子臟打開」，但須確定此想法是否與古人的概念一致，切勿自圓其說，妄下定論。

　　首先探討文字的表述與次序。婦人懷娠六七月，其中懷娠，他版亦作懷身，台語發音可解之，懷娠意同懷身，現代醫學以週數計算孕期，懷娠六七月相當於懷孕 24 至 28 週，婦人出現胎動不安的表現。主述應為腹痛、宮縮、腹脹，但經文中首先提到脈弦，發熱，此為醫師診斷的結果，因此可知這段經文的文字表述與次序異常紊亂，應予以修正。利用以下的流程圖 4-1 來說明修正經文的次序：

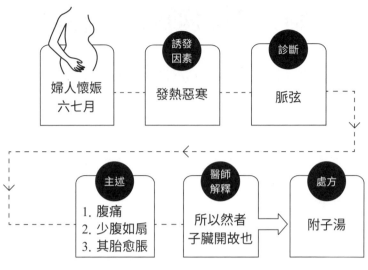

圖 4-1.　經文次序圖

　　合理的經文次序為掌握其誘發因素，導致婦人胎動不安，如此的表述邏輯完整且符合臨床實用。總而言之：因為某種誘發因素，導致懷孕 6、7 月的婦女產生腹痛、宮縮、腹脹等胎動不安的表現，經過醫師診斷出脈弦，而開立處方來進行安胎，既然是利用安胎法，表示此為初期胎動不安的症狀，並非真正的流產，處方附子湯來溫臟，表示此病因病機為寒凝所致。由於外感見證：發熱、惡寒、脈弦，造成婦人出現腹痛、少腹如扇、其胎愈脹，合理修正經文次序：

> 修正經文：
> 婦人懷娠六七月，<u>發熱，惡寒，脈弦者，腹痛，少腹如扇，其胎愈脹</u>，所以然者，子臟開故也，當以附子湯溫其臟方未見。

　　其二，探討文字的意涵是否如其所想。婦人懷孕六、七個月後，經文表述發熱惡寒，因此判斷誘發因素可能為外感表證、或其他感染，脈象表現弦脈，婦人主述腹痛，強烈宮縮使少腹如扇，進而導致其胎愈脹，醫師解釋此臨床表現是因為子臟開故也。子臟是「藏子之臟」，又稱胞宮，子臟開不等於子宮打開，而是指胞宮開始收縮，造成胎動不安，因而需要安胎，處方附子湯作為安胎的治療。對照現代醫學，子臟開是指先兆性流

產，婦人妊娠 20 週以內出現生殖道點狀出血、腹痛、腰痛，在定義上子宮頸並未打開，表示該胚體仍然在發育當中；若是流產或是胚胎死亡，處置為下死胎，而非安胎。由於超音波等診斷儀器的進步，現代醫學將先兆性流產定義為 20 週，而對照此經文可知，古人診斷先兆性流產時間為 24 至 28 週。由於現代醫學的進步，先兆性流產一般多交由西醫處置，在中醫門診中較為少見，但此經文仍有其臨床實用性，婦人懷胎六、七週時，胎兒心跳開始產生，但有 15% 的機率胎兒會停止生長，有些患者會求助中醫，希望中醫能幫助胎兒繼續生長。

臨床常見流產有四類：先兆性（Threatened abortion）、不完全性（Imcomplete abortion）、延遲性（Missed abortion）、不可預期性（Inevitable abortion）。先兆性流產主要會有出血、腹痛、子宮收縮的現象，但子宮頸並不會打開；不完全性流產是指胚體流掉後，仍有一部分留在體內，造成出血不止，西醫會做刮除手術處理，若殘留的胚體不是太多，中醫治法可先將出血止住，等待下次月經週期排除舊有子宮內膜；延遲性流產是指胎兒死亡後，長期停留於子宮內的現象，即為死胎停滯，需要手術處理；不可預期性流產，與先兆性流產最大的區別在於不可預期性流產的婦女子宮頸會打開三指到四指，因此一般都很難保住胎兒。由此可知，唯有先兆性流產才可能透過安胎處理，順利保住胎兒。

本條附子湯失傳，後世醫家將《傷寒論》少陰篇中附子湯的經文補入，故列出相關條文加以分析。

---

(304) 少陰病，得之一二日，口中和，其背惡寒者，當灸之，附子湯主之。方四。

附子二枚，炮，去皮，破八片 茯苓三兩 人參二兩 白朮四兩 芍藥三兩

上五味，以水八升，煮取三升，去滓。溫服一升，日三服。

(305) 少陰病，身體痛，手足寒，骨節痛，脈沉者，附子湯主之。五。用前第四方。

【解析】

(304) 條文爭議在經文中存在兩種治法，而針法與灸法非屬《傷寒論》的原始經文，故去除灸法，僅留下附子湯。儘管如此，臨床使用灸法的療效佳，可參酌使用；(305) 載少陰篇立方依據為脈沉，以此鑑別少陰病脈沉之身體痛、骨節痛，與太陽篇脈浮之身疼痛，因此符合少陰脈沉，才可以開立附子湯。

根據以上兩條附子湯經文可知，使用附子湯的臨床表現為寒（背惡寒、手足寒）與痛（身體痛、骨節痛），並符合脈沉。而此《金匱》條文中，婦人為脈弦，若為原始經文記載為沉弦，尚可用附子湯，但就脈弦而言，此處用附子湯不完全合拍。深入探討處方組成，《傷寒》附子湯組成為附子、人參、白朮、白芍、茯苓，此方是否等於《金匱》附子湯？

以下節錄《本經疏證》中描述蔥白的條文，來說明處理陰盛陽衰的兩種方法，並推導寒凝胞宮之《金匱》附子湯真正的處方組成與意義。

> 蓋陰之逼陽，有散有結，論其證則渙散者盛，結聚者微，故其治法，散者直隨陽之所在而使生根，不然則陰陽遂離散矣。結則尚可破散其陰，冀陽得轉，而布於其間，較之隨地培陽者為猶易也，此芍藥與蔥之異致，芍藥與蔥之性，即可於此識之。

【解析】

此經文相當艱澀，陰之逼陽，有散有結，若用白話文來舉例，以女同學代表陰，男同學代表陽，陰之逼陽如同班上女同學勢力太強，當有四位女同學一起攻擊同一位男同學，這位男同學只有兩種路徑，一是逃跑，即為散，二是忍受被打，而越來越萎縮，即為結。又如《易經》中的坎卦，有二陰一陽，參考圖 4-2 所示：

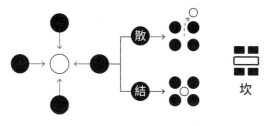

圖 4-2.　坎卦示意

　　第一種情況是：散者，當陰逼迫陽離開，而陽氣往外散出去，也有人把這種現象稱作陰盛格陽。而要如何把陽氣拉回來呢？古人利用蔥白建立一條管道讓陽氣重回，無論如何捏碎、剁爛蔥白，當回歸泥土後，仍然能長出一枝新的蔥白，即散者直隨陽之所在而使生根。

　　第二種情況是：結者，陽氣愈來愈萎縮，此時芍藥可以破散其陰，如同指導者的角色，要求四位女同學不准再欺負這位男同學，讓陽氣慢慢恢復正常，即結則尚可破散其陰。

　　運用陽氣結的理論於婦科中，將陰比喻為寒邪，陽比喻為胚胎，推演出附子湯真正組成架構。當婦女妊娠六、七週寒凝胞宮之際，元陽不長，若治療不及時就可能演變為死胎，古人如何使用中藥來解決？其中，最重要的一味藥材是芍藥，取其破陰凝、佈陽和的特性，因芍藥十月生芽，忍受寒冷的冬天，度過寒冬而在隔年三月春天開花。因此，芍藥有推散陰寒，即破陰凝的作用；搭配附子扶助元陽，使陽氣恢復，故芍藥與附子為兩味重要的藥材。此外，陽氣生長，必從中焦而來，加入甘草形成芍藥甘草湯、甘草附子湯，以緩解少腹攣急、並補取中焦。以上推理可知，《金匱》附子湯為芍藥甘草湯加附子，也可稱為芍藥甘草附子湯，簡稱為附子湯。以芍藥甘草湯處理痙攣，無論是四肢或臟器痙攣皆可使用，因此也可應用在子宮過度收縮，合併婦女有寒或尺脈弱，加入附子讓陽氣生長，使胚胎正常發育。

【臨床應用】

　　臨床使用芍藥甘草加附子湯的劑量是 10：1，芍藥甘草湯 10 克加上

附子 1 克，可應用在妊娠六、七個月的子宮過度收縮、胎動不安，以及懷胎六、七週元陽不長。若是元陰虧損，可以加當歸、川芎；若是陰寒太多伴隨水氣產生，例如羊水過多，可加茯苓、白朮，去除甘草以利快速排除水氣，提高扶陽效率，處方轉為茯苓、白朮、白芍、附子，若再加上生薑即為真武湯。

現代醫學處理胎動不安之安胎藥物常見有 4 種：Yutopar、硫酸鎂、鈣離子阻斷劑、黃體素。硫酸鎂，原理是利用鎂離子與鈣離子作拮抗，鈣離子作用減少可使子宮收縮減緩。Yutopar 為 β-Agonists（交感神經作用劑）、降低子宮平滑肌收縮。黃體素，主要目的是拉高基礎體溫，因為當胚胎無法正常生長，基礎體溫會下降而導致流產，已服西醫開立安胎藥者勿隨意停藥，中西共治以確保病人健康為最大目標。

現代醫學將月經週期分為四期，包括濾泡期、排卵期、黃體期和月經期。永明老師使用仲景的六經理論作為調經手法，其中相較於西醫的黃體期，更關注在卵子的角色，是否順暢排卵？卵子運行途徑是否能通暢地運行到輸卵管，並進入子宮？子宮是否能有足夠的厚度？每一個步驟環節都影響受孕成功率。六經週期包括排卵前的 14 天，過程是太陰→少陰→厥陰，以及排卵後 14 天，過程是少陽→太陽→陽明。將整個過程與基礎體溫整合，參考圖 4-3：

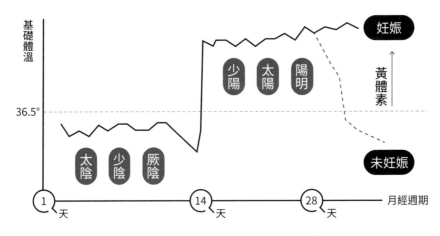

圖 4-3. 基礎體溫圖之六經週期變化

正常月經週期從厥陰進到少陽的過程，基礎體溫從低溫期升至高溫

期，並且在陽明轉回太陰時，體溫降至低溫期，懷孕婦女體溫維持在高溫36.5-37度左右。高溫相當於陽氣，當寒凝過盛時，壓制陽氣造成基礎體溫下降，可能就會使胚胎生長停滯，甚至流產，因此西醫使用黃體素拉高基礎體溫以安胎。六經週期調法中，根據各階段時期調整用藥，太陰階段用藥為茯苓、白朮、白芍；少陰階段著重動力，用藥納入當歸、川芎、附子，厥陰階段著重材質，在吳茱萸湯的基礎下，用藥納入生地、阿膠、麥門冬。當陰陽穩定時，人體可自行調整基礎體溫拉高、降低，周而復始；但當陰陽不穩定時，需靠六經週期法去輔助並調整，這是寒凝胞宮使用附子湯（即為芍藥甘草附子湯）的意義所在。附子是烏頭的子根，烏頭是母、附子是子，因此附子可用來安胎，如同桑寄生寄生在桑樹，故桑寄生也有安胎的功效。當患者服用安胎藥，導致體溫過高產生熱潮紅、心悸、出汗等症狀，依據證候表現，可以少陽轉樞之黃芩湯來治療。

第五堂課　婦人妊娠病脈證并治第二十

主題：妊娠下血，半產下血、漏下

師曰：婦人有漏下者，有半產後，因續下血，都不絕者，有妊娠下血者。假令妊娠腹中痛，為胞阻，膠艾湯主之。

芎歸膠艾湯一方加乾薑乙兩。胡洽：治婦人胞動無乾薑。

芎藭 阿膠 甘草各二兩 艾葉 當歸各三兩 芍藥四兩 乾地黃六兩

上七味，以水五升，清酒三升，合煮取三升，去滓，內膠令消盡，溫服一升，日三服，不差，更作。

【提要】

本條文論述婦人出血時使用膠艾湯的適應症，包括漏下、半產後下血與妊娠下血。此外，補充說明臨床上治療婦女漏下的用方與臨床思路。

【解析】

學習經典時，如《傷寒》、《金匱》，需要注意條文慣用的語法，語法是透過整體性閱讀後，所總結出的結果。一般而言，處方均置放於條文的最後一句，由此可知，假令妊娠腹中痛，為胞阻屬插入語句，用以鑑別婦人出血主膠艾湯的情形；換言之，這句插入語句並不是膠艾湯的適應症，而是將婦人妊娠時發生腹中痛之情形定義為胞阻，作為接下來的條文婦人懷娠，腹中疞痛，當歸芍藥散主之之伏筆，故此條文經校正後，可將該插入句刪除，修正為婦人有漏下者，有半產後，因續下血，都不絕者，有妊娠下血者，膠艾湯主之。由上述分析可知，經文鑑別婦人出血處方膠艾湯，而妊娠腹痛處方當歸芍藥散。

> 修正經文：
>
> 師曰：婦人有漏下者，有半產後，因續下血，都不絕者，有妊娠下血者~~，假令妊娠腹中痛，為胞阻~~，膠艾湯主之。

　　由修正後的條文可知，以下三種婦人出血使用膠艾湯，分別是漏下、半產下血與妊娠下血：

第一部分：婦人漏下

　　婦人漏下是指婦女經期結束後，經血該止而未止。正常婦女經期為5-6 天，年長後或拉長至 7 天，超過 7 天定義為漏下，後世醫家依出血量多寡分為崩、漏，經血大下不止為崩，淋瀝不盡為漏。臨床上，當婦女經血大下不止則轉送急診，在中醫門診最常遇到的是患者因出血淋瀝不盡而求診，故對於此症應更加琢磨。

　　條文中未提及漏下成因，我們可藉由現代醫學輔助理解漏下的病理機轉，將非妊娠期婦女漏下的病因區分為結構性因素與非結構性因素，如下表所示（表 5-1）：

表 5-1.　婦人漏下之病因

漏下之病因	
結構性因素	1. 子宮息肉；2. 子宮肌瘤；3. 子宮腺肌症；4. 子宮內膜癌
非結構性因素	1. 凝血功能異常；2. 排卵異常；3. 子宮內膜異常；4. 醫源性；5. 無法分類

　　結構性因素包括：一、子宮內息肉，息肉會影響子宮內膜的剝落，影響子宮體收縮而產生異常出血，門診上也常遇到患者經西醫超音波診斷出息肉，經手術切除後造成月經淋瀝不斷的情形。二、子宮肌瘤，需特別注意肌瘤的位置是在子宮內或是子宮體、子宮外；一般而言，長在子宮內的黏膜下肌瘤較容易發生出血情形，而位在子宮體的間質肌瘤或往子宮外的漿膜下肌瘤較無顯著的出血影響。因此，若患者主訴月經淋瀝的量較大，可推測該子宮肌瘤應是位在子宮內。三、子宮腺肌症，是「子宮內膜異位

症」的一種，當子宮內膜浸潤在子宮深層時，經血難以排出，慢性地影響子宮無法正常收縮，因而造成經血過多、經期疼痛。四、子宮內膜癌，常見在更年期婦女停經已達半年以上，卻突然出現經期出血，且經來量多，應建議患者到西醫做超音波檢查，確認子宮內膜的厚度，同時檢驗癌症指標的生化數值，以排除癌症的可能性。

　　非結構性因素包括：一、凝血功能異常，常見血友病患者，同時合併有其他異常出血問題；二、排卵異常，由腦部調控下視丘─腦下垂體─性腺軸線路徑失常，所造成的排卵異常出血問題；三、子宮內膜異常，須先排除其他原因，才考慮是否為子宮內膜異常所造成的出血；四、醫源性，如子宮內避孕器、抗凝血劑、賀爾蒙製劑；五、無法分類之因，例如子宮頸較薄而容易過度敏感，一有刺激就異常出血。問診同時詢問患者是否照過超音波檢查，以排除結構上的病變，若確認為非結構性因素導致的異常出血，一般經過中醫治療後，都有很不錯的療效。

第二部分：半產下血

　　婦女妊娠期約為十個月，即 40 週，半產顧名思義是指妊娠小於 20 週，古人所指的半產下血，應當是指自然流產。正常孕期中，胎兒在第 6 週出現心跳，若遲至第 7、8 週仍沒有出現心跳，此胎則為死胎，將導致自然流產，或以現代醫學人工流產處理。自然流產者，視該次流產為一次月經週期，待下次月經週期回歸正常即可；若為人工手術流產，對母體的損傷較大，中醫調理至婦女月經週期規律後，即可再進行下一次受孕。

　　不論是自然流產、抑或是人工流產，治療難點在小產後出血難止。使用 RU-486 進行人工流產時，常會合併前列腺素一起使用，但前列腺素會使子宮強烈收縮，可能導致患者產生劇痛，有時患者就會出現下血不止。西醫以血管收縮劑如 Adrenalin(Bosmin) 以止血，但若患者子宮收縮仍不完全、西藥處置不見療效、或是子宮刮除不乾淨等原因而造成下血持續不止的患者，也會轉而求助中醫。

第三部分：妊娠下血

　　妊娠下血是指懷孕早期出血，即懷孕後 1 至 6 週出血，常與感染因素相關，若處置不及時，可能會影響後續胎兒發育。

以上三種情形描述婦人下血之可能原因，處方為膠艾湯。膠艾湯自古爭議不斷，原始經文稱為膠艾湯，以《外台祕要》卷33引《小品方》之膠艾湯佐證其名，但後世醫家改其名為芎歸膠艾湯。目前流傳的宋版《金匱》記載的芎歸膠艾湯是以四物湯為底方，即當歸、川芎、生地及白芍，再加上阿膠、艾葉與甘草；另有一方再加入乾薑。《小品方》中膠艾湯組成僅兩味藥，即阿膠和艾葉，後世《仙授理傷續斷秘方》、《千金翼方》、《千金要方》中，也有提及芎歸膠艾湯，組成不一。

究竟何種配伍法能在臨床上達到最佳止血效果？崩漏方源於《筆花醫鏡》中的清魂散，組成以荊芥、當歸1:1等比例為主方，再加入升提陽明與少陽的升麻、柴胡和川芎，最後加入幫助中焦運化的甘草、乾薑，視情況可將乾薑炮製為炮薑；綜合以上想法，並在《金匱‧婦人雜病篇》婦人陷經，漏下黑不解，膠薑湯主之中得到靈感，陷經可解釋為經血逆流，由此可知，古人在很早期就有看到經血逆流的現象，現代則可應用於子宮內膜異位症的患者。林億等人在校正宋版《傷寒論》時，提及膠薑湯已失傳，也有後人認為膠薑湯當指膠艾湯，儘管眾說紛紜，永明學長提出獨到的見解，並在臨床上收到良好的止血療效，其組成與應用如下。

【臨床應用】

臨床上使用甘草、乾薑、阿膠、艾葉這四味藥為基本方，劑量上是以幫助中焦運化的甘草0.5克、乾薑0.5克及膠艾湯的兩味藥材阿膠4克、艾葉2至2.5克，再加入一味止血藥黑荊芥2至2.5克，在中醫理論當中，血是紅色，故止血中藥是用黑色來對治紅色，故炮黑過後的止血效果會更加明顯，因此，這五味藥成為婦人漏下、妊娠出血或半產下血很好的藥方。此外，也可將乾薑與艾葉分別炮製為炮黑薑及黑艾葉，以達更好的止血效果，且在科學中藥中都可以取得。最後，要再加入一味相當重要的黃芩4克。

為何要加入黃芩？《金匱‧驚悸吐衄下血胸滿瘀血病篇》中所論，近血治以赤小豆當歸散、遠血治以黃土湯，當分析黃土湯組成為灶心土、白朮、附子、黃芩、阿膠、甘草、生地，共7味藥，灶心土即為伏龍肝，現已不復使用，可用赤石脂代替。因此可見，在黃土湯大量溫性藥物中，竟

加入寒涼藥黃芩，取其概念，故知止血配伍不僅要使用溫熱藥，加入苦寒的黃芩有畫龍點睛之妙，儘管離聖久遠，仍能取其出方精神，這是加入黃芩的精神所在。

　　為何要加入助中焦運化的甘草、乾薑呢？首先是脾能統血，故需要少量的助脾陽藥物，再來，可以想像當家中淹水時，只有沙包、土石可以堵住所淹之水，中焦如同沙包一樣安穩地守住，而阿膠無庸置疑地是止血的要藥，故需要用到較大劑量。艾葉有很好的幫助宮縮效果，類似前列腺素的作用。最後，則是加入止血的黑荊芥與黃芩。若為氣虛下陷的出血，使用上述藥材效力仍不足，可酌量加入與黃芩為藥對的黃連，參考《金匱·驚悸吐衄下血胸滿瘀血病篇》心氣不足，吐血、衄血，瀉心湯主之，故芩連相對可以有更好的止血效果。若為氣陷嚴重者，如經手術處理後，再加入高麗參 0.5-2 克（表 5-2）。

表 5-2.　婦人漏下治療處方組成與加減藥物劑量參考

常用止血處方配伍						視情況酌加	
中焦運化		膠艾湯		止血藥			
甘草	乾 / 炮薑	阿膠	艾葉	黑荊芥	黃芩	黃連	高麗參
0.5	0.5	4	2	2	4	0.5	0.5-2

　　值得注意的是當已停經婦女突然再度出血，要注意子宮內膜癌的可能，故應建議患者到西醫作相關檢查，並記錄於病歷當中。

第六堂課　婦人妊娠病脈證并治第二十

主題：妊娠腹痛、胞阻

> 婦人懷娠，腹中㽲痛，當歸芍藥散主之。
>
> 當歸芍藥散
>
> 當歸三兩 芍藥乙斤 茯苓四兩 白朮四兩 澤瀉半斤 芎藭半斤一作三兩
>
> 上六味，杵為散，取方寸匕，酒和，日三服。

【提要】

本條文討論胚胎發育、養胎的理論及妊娠腹痛的成因。此外，分析當歸芍藥散的組成、其適用於妊娠腹痛的類型及其他的臨床應用。

【解析】

本條文最重要的價值在於方劑的組成架構，而條文對妊娠腹痛的描述並不完整，因此需要做相關的延伸討論，可藉由現代醫學婦產科及古典中醫兩個不同的角度做切入與整合。西醫將婦人十個月的孕期，區分為前期、中期與後期，在前期階段最需注意與妊娠相關的腹中痛為流產問題，而中醫處理先兆性流產可使用芍藥甘草加附子湯（即附子湯）作基本方，來安胎與解決母體宮縮問題。除流產之外，其餘與妊娠不相關的腹中痛有腸胃炎、膽囊炎、泌尿道系統發炎等其他可能。以中醫角度而言，在妊娠期間腹痛皆能使用本條文所提及之當歸芍藥散嗎？這是我們必須關注並討論的議題。

胎兒在母體內如何發育是妊娠階段關注重點，現代醫學透過超音波儀器診察，而古人將胎兒發育稱作「養胎」，綜觀過去典籍，可將養胎方法分為三套理論，第一套為東漢《金匱》提及太陰當養，屬於湯方醫學的妊

娠養胎方式；第二套則以十二經脈作為理論基礎，西晉王叔和《脈經》、南北朝徐之才《逐月養胎法》、隋代巢元方《諸病源候論》、唐代孫思邈《千金方》為主；第三套則是以五行學說作為理論基礎，包括馬王堆出土的《胎產書》與日本《醫心方》等。

中醫古典養胎法與臨床實用性從近代醫學角度而言逐漸式微，相關記載也不完全符合臨床需求，如何完善這一套養胎理論，並結合現代醫學的妊娠胚胎發育周期，融入古典中醫理論，亟待中醫界共同努力。

論及妊娠腹中疞痛須先理解「疞」，參考圖 6-1，拆解文字組成：「疒」與「丂」，「疒」可看作 ，是指人生病躺在病床上的意思，而「丂」似人身體蜷縮，因此「疞」是指人因病蜷縮在病床上，意指腹痛的情形。在沒有超音波儀器輔助的情況下，如何鑑別妊娠腹痛是由於母體本身腹痛，抑或是胚胎引起的腹痛呢？臨床上可將此議題分為兩個部分討論：第一部分：母體狀態（Maternal state）與第二部分：胚體狀態（Fetal state）。母體如同大太極，而胚體如同小太極，小太極存在於大太極之中，而大太極保護著小太極，彼此依存、互相影響，也各自有獨特的發展階段。以下分為兩部分說明母體態與胚體態正常的發展過程及妊娠腹痛的可能原因。

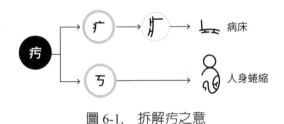

圖 6-1. 拆解疞之意

第一部分：母體狀態（Maternal state）

母體狀態可用婦人月經週期的六經理論來解釋，參考圖 6-2，在未妊娠時，女性月經週期經過三陰、三陽，周而復始的循環。在婦女妊娠初期，最理想的體質狀態是延續陽明階段，使基礎體溫維持穩定在高溫狀態，安穩地將胎兒保留在母體內；若出現陽明的高溫期無法持續，體溫開始下降欲降回太陰階段，處方乾薑半夏人參丸，即乾薑、人參（理中湯之

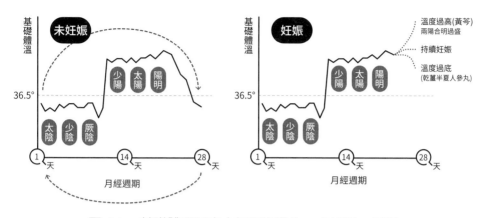

圖 6-2.　基礎體溫圖之六經週期變化：未妊娠、妊娠

半），再加入半夏，以助重回陽明；若因太陽、陽明兩陽合明生發過旺，造成基礎體溫過高，或是使用黃體素安胎造成體溫過高，此時治以黃芩，可使體溫重回穩定。

　　以中醫觀點而論，造成妊娠腹痛的母體態因素包括與子宮環境相關的問題，如子宮擴張、胞宮擴大，或是羊水過多壓迫到胎兒等，以及與發炎較相關的問題，一旦有發炎情形，就導致代謝廢物累積在體內，例如痰濕瘀濁毒等病理產物。由上述可知，妊娠腹痛絕非單一因素造成，故本方當歸芍藥散亦不能適用於所有病機，依藥物組成可推敲出，當歸芍藥散較適用於痰濕或母體子宮擴張引起的妊娠腹痛，於後段會加以詳述相關臨床應用。

第二部分：胚體狀態（Fetal state）

　　胚胎是經過父精、母血結合而成，即目前較廣為人知的元陰、元陽理論，目前尚未能用現有的六經理論來解釋胚體本身發育的情形，故往後應發展一套可應用在胚胎發育的六經理論，以符合臨床需求。胚體正常會在 6 週出現心跳，但若 6 至 8 周心跳仍未出現，抑或是心跳出現後卻逐漸減弱，非基因問題所造成的小產可能性，如何提早以中醫介入安胎？當胎兒出現心跳後，若母體出現腹痛情形，此時要考量是母體本身的腹痛，還是胎兒引起的腹痛，給予後續的處置。排除先天基因問題導致的流產，中醫能治療胚體營養不良、血液灌流不良或其他外來因素導致胎兒的病理狀

態，但大多數孕婦會優先尋求西醫協助處理相關疾病。因此，建立具有臨床價值之養胎中醫理論有助於理解並治療胚體本身的問題，以當歸芍藥散為切入點，可引領學習者思考相關議題。

【方藥解析與臨床應用】

當歸芍藥散是一個極為重要的處方，同時廣泛運用在許多婦科疾病當中，主要運用於處理母體態之子宮環境因素。其中最關鍵的兩味藥為當歸與川芎，劑量均為 3 兩，有另方記載川芎是 8 兩，茯苓、白朮各 4 兩、澤瀉 8 兩及劑量最大的芍藥 16 兩。當歸與川芎是經方中很重要的藥對，除了當歸芍藥散之外，可在當歸散、佛手散、芎歸膠艾湯等方劑見到兩者並用，後世稱當歸、川芎劑量比為 3：3 或 3：8 為佛手散，當尺脈為弱澀時，可用兩者來調節元陰的生長，也可在小建中湯加入當歸、川芎，應用非常廣泛。

澤瀉在《本經》「主風寒濕痺，乳難，消水，養五臟，益氣力，肥健」，其中最重要的功效是消水，肺在卦象為兌，兌為澤，故藥名取為澤瀉。澤瀉生於水旁，其莖直上，可啟在下水陰之氣，上升至肺系，復啟在上之水下行，經由通調水道使水液上升於肺，再下輸膀胱，有很好的調節水分代謝作用；而茯苓同樣具有調節水分代謝作用，可知當歸芍藥散是處理因水分代謝失常，治療水濕堆積子宮導致子宮撐大而壓迫腹部引起之腹痛，推演相同的概念，當月經週期子宮內膜增厚太多，使子宮膨脹、收縮引起的腹痛，這類宮縮性的腹痛，用當歸芍藥散也可以有很好的療效，同理，也可用於治療懷孕 20 至 37 週產生的假性子宮收縮，屬於早發性宮縮的一種。

芍藥是本方用量最大的藥物，因應科中用法，須拉大芍藥劑量、倍芍藥以接近原始劑量比例，如當歸芍藥散用 4 克，就再加入芍藥 4 克，以當歸芍藥散加入等劑量芍藥，但實際使用上療效增加並不明顯，因此最後改用芍藥甘草湯取代單用芍藥，效果較顯著。處理婦科宮縮相關所引起的腹痛，可使用當歸芍藥散＋芍藥甘草湯來處理。

臨床中另有一類嚴重經行腹痛患者，已服用大劑止痛藥仍無法控制疼痛，如子宮內膜異位症、子宮腺肌症引起的經期腹痛，僅單純以當歸芍

藥散＋芍藥甘草湯處理效果不彰；考量當歸芍藥散中以茯苓、白朮處理淡飲、濕，缺少處理瘀之用藥，可考慮加入少腹逐瘀湯，或是取法少腹逐瘀湯中之蒲黃、五靈脂、延胡索，以當歸芍藥散＋芍藥甘草湯＋五靈止痛散作為加減（表 6-1）。

表 6-1.　妊娠腹痛處方與藥物加減原則

處方加減	臨床應用
當歸芍藥散＋芍藥甘草湯（1：1）	子宮收縮引起的腹痛
當歸芍藥散＋芍藥甘草湯＋五靈止痛散（1：1：1）	子宮瘀症，如子宮腺肌症
當歸芍藥散＋芍藥甘草湯＋少腹逐瘀湯（1：1：1）	更嚴重的子宮瘀症

第七堂課 婦人妊娠病脈證并治第二十

主題：妊娠小便難、妊娠水氣、傷胎腹滿

> 妊娠小便難，飲食如故，當歸貝母苦參丸主之。
>
> 當歸貝母苦參丸 男子加滑石半兩。
>
> 當歸 貝母 苦參各四兩
>
> 上三味，末之，煉蜜丸如小豆大，飲服三丸，加至十丸。

【提要】

首先，討論當歸貝母苦參丸之病機，無論任何因素引起小便不利，造成毒素累積在體內，並溢出於皮膚之外而引起的皮膚搔癢。其次，探討當歸貝母苦參丸的臨床應用與藥物加減。最後，補充說明《本經》提及苦參的性味與功效主治。

【解析】

當條文的描述不足時，常會造成解讀上的困難，但也因此有多方探討的空間，本條文即是如此，單就字面解讀並不困難，小便難表示泌尿系統有問題，飲食如故代表消化系統無異常，但如何分析妊娠、小便難？乍看經文後，會思考是否因妊娠中的某項因素，例如羊水過多、子宮太大，進而壓迫膀胱，導致小便難。倘若如此，為了治療小便難，此時應該是使用利小便類方藥，如五苓散或豬苓湯等等治療，但本條文卻是以當歸貝母苦參丸處理，為什麼想法與治療上會出現落差？當歸貝母苦參丸處理的是小便問題嗎？重新解讀條文，將妊娠小便難當作罹患疾病之原因，參考圖7-1，正確解讀為：婦人妊娠階段，因為某些因素造成小便不利，因而使體內毒素累積，引起皮膚異常，如癢、疹、紅、腫、熱、痛，此時可用當歸貝母苦參丸來處理。

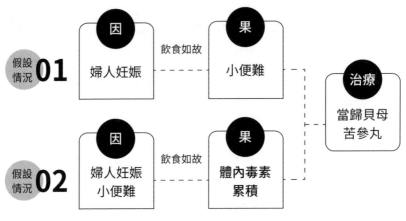

圖 7-1. 經文之假設因果圖

妊娠誘發的皮膚問題常見為妊娠搔癢性蕁麻疹（Pruritic Urticarial Papules and Plaques of Pregnancy, PUPPP），參考圖 7-2，發生在懷孕後期 7 到 10 個月，等到胎兒出生後會逐漸恢復，有少數孕婦會在懷孕初期 3 個月就發生，這是否為胎毒的表現？真正的胎毒是孕婦體內有毒物質累積，使得胎兒受到影響，即為「妊娠傷胎」，但無論如何關鍵在於毒素累積，原始處方以等劑量當歸、貝母、苦參 = 1：1：1，內服加上外洗療效最佳。

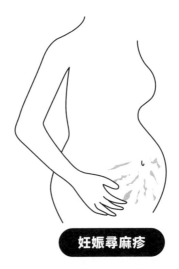

妊娠蕁麻疹

圖 7-2. 妊娠搔癢性蕁麻疹：當歸貝母苦參丸

　　將條文概念打破，擴展想法亦可廣泛應用在其他相似病機所造成的皮膚異常，任何因素造成小便不利，或者是說，因為小便難使得毒素沒有去路，造成過多毒素累積在體內，進而引發皮膚搔癢，皆可使用當歸貝母苦參丸。無論是妊娠搔癢性蕁麻疹、接觸過多食物過敏原所誘發之蕁麻疹，如有殼海鮮、堅果類，抑或是尿毒症患者，《內經》所論開鬼門，潔淨腑，去菀陳莝，即毒素排出體內的三個途徑，分別為汗孔、膀胱與腸道，膀胱腑不利最常見於尿毒症或洗腎的患者，因為小便通利失常，毒素排不出去、累積在體內而出現皮膚搔癢，都可以使用內服加外洗當歸貝母苦參丸，臨床常用科中劑量為當歸 1 克、貝母 4 克、苦參 4-6 克，視患者脈象與臨床表現調整藥物，熱盛者，視氣分熱、血分熱，加入石膏、黃芩；血虛者，使用養血藥處理；膚癢甚者，使用二味消風散，即薄荷與蟬蛻，但蟬蛻為動物藥，不利素食患者服用，可以將蟬蛻改為荊芥 2 克、防風 2 克，故臨床常以薄荷，搭配荊芥、防風止癢；強調腑氣通暢性，使用大黃、芒硝調節（表 7-1）。

表 7-1.　妊娠蕁麻疹治療處方加減參考

主方	配伍			
	止癢	氣分熱	血分熱	腑氣通暢
當歸貝母苦參丸	二味消風散變方	石膏	黃芩	大黃、芒硝

　　接下來深入剖析《神農本草經》中，關於苦參的功效主治，以及臨床上應用範疇。

> 苦參，味苦，寒。主治心腹結氣，癥瘕，積聚，黃疸，溺有餘瀝，逐水，除癰腫，補中明目，止淚。

【解析】

　　苦參是一味大苦大寒的藥材，《本草正義》描述苦參之苦愈甚……近人乃不敢以入煎劑，蓋不特畏其苦味難服，亦嫌其峻屬而避之也。然毒風

惡癩，非此不除，今人但以為洗瘡之用，恐未免因噎而廢食耳。因此，如何掌握苦參特性，透過學習《本經》與典籍處方配伍，可了解儘管苦參不適合使用在太虛弱的患者，但若加入當歸與貝母，如本條文所提及之當歸貝母苦參丸，除了可平衡苦參的藥性外，又可達到所訴求的主治功效。

綜觀《本經》，苦參作用於人體的三部位：眼、心腹、膀胱，參考圖 7-3。一、眼睛，因補中明目以止淚，特別是迎風流淚的類型；二、心腹，尤其是腹，主治結氣、癥瘕、積聚、黃疸、除癰腫，癰腫是指腹部的膿瘍，積聚可應用在男性攝護腺肥大症；三、膀胱，可逐水、治療溺有餘瀝，亦可用在攝護腺肥大造成小便點滴不盡的適應症。整體而言，苦參偏向實性炎症反應，屬於紅、腫、熱、痛的表現，後世醫家推衍苦參有清熱燥濕、殺蟲的功效。

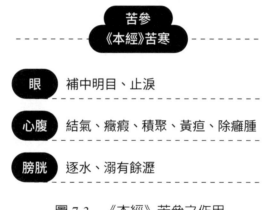

圖 7-3. 《本經》苦參之作用

門診中，面對患者小便不利誘發皮膚癢疹時若單用苦參，若未見特別療效時，可思考當歸貝母苦參丸組方之病機，於苦參中再加入少量當歸和貝母，即可達到良好療效。

> 妊娠有水氣，身重，小便不利，洒淅惡寒，起即頭眩，葵子茯苓散主之。
> 葵子茯苓散方
> 葵子乙斤 茯苓三兩
> 上二味，杵為散，飲服方寸匕，日三服。小便利則愈。

【提要】

　　本條文論述妊娠婦女因水腫，使子宮壓迫膀胱，造成頻尿且小便量多之情形，可選用葵子茯苓散來治療。此外，冬葵子同時具有利水與安胎之藥物，故可安全使用於孕婦水腫。

【解析】

　　論本條文和前述所提之當歸貝母苦參丸不同，在於前述的小便難是毒素累積的「因」，而造成皮膚搔癢的「果」；而本條文的水氣是「因」，小便不利是「果」。因此，只要解決水氣問題，後續的小便不利問題就會改善。換言之，本條文的病機首重婦女妊娠時期，因為水氣造成身重（即身腫＝水腫），連帶影響小便不利。

　　為何出現妊娠有水氣？婦女孕期持續基礎體溫高溫期，展現陽明旺盛的體質狀態，因此容易感到燥熱、欲飲冷飲，一旦攝取過多的冰涼飲料，水分運化失常，體內水液累積過多、子宮羊水過量，龐大而沉重的子宮往下壓迫到膀胱，使得膀胱過度敏感，稍微受到刺激就出現尿意感，此種頻尿情形即為小便不利，表現出不斷想要解尿且小便量多，不利非指小便量減少或排尿困難。治療法中，除了用藥將子宮內多餘的水分排出之外，還需要注意飲食的宜忌，即是限制孕婦攝取過多的水液量。

　　洒淅惡寒應為後人補入，原因在於洒淅惡寒是來自於《傷寒論》桂枝湯的條文，太陽中風，陽浮而陰弱，陽浮者，熱自發；陰弱者，汗自出，嗇嗇惡寒，淅淅惡風，翕翕發熱，鼻鳴乾嘔者，桂枝湯主之。若患者同時有洒淅惡寒的發熱、惡寒情形，且發燒的形式較可能是下午發燒、至晚上更高燒、清晨好轉，並伴隨其他泌尿道症狀，則表示可能有泌尿道感染；以葵子茯苓散來治療泌尿道感染的力度太輕，推測洒淅惡寒是後世醫家註解補入的。

　　起即頭眩是水分代謝失常的合理表現，在五苓散證或真武湯證都可能會出現，關鍵在妊娠期之用藥選擇，欲將妊娠婦女體內過多的積水排除，又恐利水傷胎，若以過強的利水藥物則有滑胎的可能。因此，古人找出兼具利水與安胎特性的藥物，即為冬葵子，參考圖7-4，《本經》云「味甘

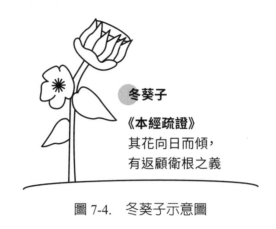

冬葵子

《本經疏證》
其花向日而傾，
有返顧衛根之義

圖 7-4.　冬葵子示意圖

寒。主治五臟六腑寒熱，羸瘦，五癃，利小便。治婦人乳難內閉。久服堅骨，長肌肉」，引《本經疏證》「葵有多種，冬茂者曰冬葵，字從葵從冬，皆屬於腎，其子易生，用治胎產，自然入神」。冬葵子又名磨盤草，是錦葵科植物冬葵的成熟種子，其花向日而傾，枝幹垂墜朝著自己的根，除了有向日溫化的作用，又有返顧衛其根之義，根象徵人體的血海、胚胎，且向日葵生長迅速、多子，故有利胎兒生長的本性，取「冬」入腎水的意象，以冬葵子能入腎為佳，用春葵子則較不恰當，搭配茯苓來健脾，幫助水分代謝正常運作。因此，本條文的另一價值在於教導我們妊娠期的用藥，應避免使用力度過強的利水藥物，以避免滑胎之風險。

　　處方原始劑量為冬葵子為一斤（16 兩）、茯苓 3 兩，可知冬葵子的用量需甚大才能發揮其臨床功效。藥用的冬葵子是生用，而市面上購買的冬葵子很多都是經過鹽炒製而成，故食用後容易會口乾、口渴，反而失去冬葵子調節水分代謝的功效。擴展其用藥含義，攝護腺肥大所致小便不利也可以使用冬葵子，合參患者的脈證後，常用的處方為五苓散加冬葵子，又礙於冬葵子所需有效劑量較大，亦可將冬葵子改為車前子，也可達到不錯的利小便療效。

> 婦人傷胎，懷身腹滿，不得小便，從腰以下重，如有水氣狀，懷身七月，太陰當養不養，此心氣實，當刺瀉勞宮及關元，小便微利則愈。見《玉函》。

【提要】

本條文探討懷孕後期可能出現的子癇前症之中醫觀點，並結合現代醫學的知識，以完整本條文的內涵。最後，則補充臨床上中醫輔助治療子癇前症的用藥思路。

【解析】

將本條經文分為兩段探討：

第 I 段：「婦人傷胎，懷身腹滿，不得小便，從腰以下重，如有水氣狀。」

第 II 段：「懷身七月，太陰當養不養，此心氣實，當刺瀉勞宮及關元。小便微利則愈。見《玉函》」

一、第 I 段經文釐訂與闡釋

由第 I 段得知婦人傷胎必須符合四項條件：1.「懷身七月（約 28 週）」，2.「腹滿」，3.「不得小便（小便不利）」，4.「從腰以下重（腫），如有水氣狀」。

若以白話文翻譯此經文，可以理解為「婦女懷孕 28 週後，出現下腹部脹滿、小便不順暢，從腰以下至小腿和腳盤水腫」。正常生理狀態下胎兒逐漸成長而致子宮膨脹壓迫膀胱，或者子宮內羊水過多 (Polyhydramnios)，造成腹部脹滿與小便不順暢，然而病理狀態下孕婦從腰以下至雙下肢發生明顯水腫時，則必須考慮《金匱》經文所定義之婦人「傷胎」，避免妊娠後期嚴重影響胎兒的生長發育而致死胎。

二、第 II 段經文釐訂與闡釋

第 II 段存在諸多疑義，其中婦人妊娠七個月後針刺關元穴是否合理？如果強行針刺關元穴是否更容易引發婦人傷胎之後果；此外，「太陰當養不養」臨床觀點為何？「太陰」與「心氣實」病機詮釋是否符合中醫基礎理論？這些問題皆必須一一釐清。

(一)「當刺瀉勞宮及關元」疑義與校訂

　　校訂此段經文關鍵線索是經文後方出現的小字註解「見《玉函》」，《玉函》即指《金匱玉函經》，乃《傷寒論》古傳本之一，於 1066 年經過北宋校正醫書局校定，與宋本《傷寒論》同時刊行，內容與宋本類似，但體例編次不同。從《金匱玉函經・辨可刺病形證治第二十六》中可以發現相類似的經文紀錄：

　　「婦人傷寒，懷娠，腹滿不得大便，從腰以下重，如有水氣狀。懷娠七月，太陰當養不養，此心氣實，當刺瀉勞宮及關元。小便利則愈。」

　　將兩經文對校，可以發現三處明顯差異，如下（表 7-2）：
　　《金匱要略方論》：「傷胎」，「不得小便」，「小便微利」
　　《金匱玉函經》：「傷寒」，「不得大便」，「小便利」。

表 7-2. 　《金匱要略方論》與《金匱玉函經》「婦人傷胎」經文比較

經文差異處	《金匱要略方論》	《金匱玉函經》
1	傷胎	傷寒
2	不得小便	不得大便
3	小便微利	小便利

　　由於小字註解「見《玉函》」得知宋版《金匱要略方論》經文引自《金匱玉函經》，但是兩經文比對卻又出現明顯差異，顯然宋版《金匱要略方論》修訂了《金匱玉函經》部分經文內容，才會造成如此差異性，然而究竟《金匱要略方論》與《金匱玉函經》何者紀錄內容比較合理？

　　以「懷身七月，太陰當養不養」當作經文指紋，搜尋中醫典籍中相關文字記錄，發現《脈經》與徐之才《逐月養胎方》中具有相雷同文字紀錄：

　　《脈經・平妊娠胎動血分水分吐下腹痛證》：「婦人懷胎，一月之時，足厥陰脈養。二月，足少陽脈養。三月，手心主脈養。四月，手少陽脈養。五月，足太陰脈養。六月，足陽明脈養。七月，手太陰脈養。八月，手陽明脈養。九月，足少陰脈養。十月，足太陽脈養。諸陰陽各養三十日活兒。手太陽、少陰不養者，下主月水，上為乳汁，活兒養母。懷

娠者不可灸刺其經，必墮胎。」

　　《逐月養胎方》收錄在《千金方・婦人方上・養胎第三》：「妊娠一月，足厥陰脈養，不可針灸其經。…妊娠二月，足少陽脈養，不可針灸其經。…妊娠三月，手心主脈養，不可針灸其經。…妊娠四月，手少陽脈養，不可針灸其經。…妊娠五月，足太陰脈養，不可針灸其經。…妊娠六月，足陽明脈養，不可針灸其經。…妊娠七月，手太陰脈養，不可針灸其經。…妊娠八月，手陽明脈養，不可針灸其經。…妊娠九月，足少陰脈養，不可針灸其經。……」

　　比對分析經文，可見《脈經》提到「懷娠者不可灸刺其經，必墮胎」，而《逐月養胎方》記錄妊娠 1 至 9 月皆「不可針灸其經」。

　　日本・丹波元簡《金匱玉函要略輯義・卷五婦人妊娠病脈證並治第二十》：「〔程〕七月手太陰肺經養胎，金為火乘，則肺金受傷，而胎失所養，又不能通調水道，故有腹滿不得小便，從腰以下有如水氣狀也。勞宮穴，在手少厥陰心主穴也，瀉之則火不乘金矣。關元穴在臍下，為小腸之募，瀉之則小便通利矣。此穴不可妄用，刺之能落胎，案此說固是。然根據《玉函》，傷胎。作傷寒，乃義稍通。徐之才逐月養胎方云，妊娠七月，手太陰脈養，不可針灸其經。」明確指出孕婦關元穴不可妄用，針刺可能造成墮胎。

　　吳謙《醫宗金鑑・訂正仲景全書金匱要略注》〈婦人妊娠病脈證并治第二十〉指出：「〔按〕文義未詳，此穴刺之落胎，必是錯簡，不釋。」經由以上論證，說明「當刺瀉勞宮及關元」存在疑義，屬於後世醫家錯誤註解之經文，臨床上孕婦針刺關元穴必須注意針灸安全性。

　　除了典籍文獻論證外，從解剖穴位特性亦可佐證，勞宮穴在手掌，橫平第三掌指關節近端，第 2、3 掌骨之間凹陷中，握拳屈指時的中指尖處，由於該處的神經網叢豐富，針感強烈，因此孕婦針刺該穴位時切勿強刺激。關元穴則在下腹部，臍中下 3 寸，前正中線上，《靈樞・寒熱病》：「身有所傷，血出多及中風寒，若有所墮墜，四肢懈惰不收，名曰體惰。取其小腹臍下三結交。三結交者，陽明太陰也，臍下三寸關元也。」婦人尚未懷孕時，針刺關元穴具有治療婦人下腹疾病之功效，然而當懷孕至七個月時，胎兒的位置已在臍上，清・程林《金匱要略直解》認為此穴不可妄用，針刺關元穴可能刺中子宮體造成落胎。

經文修訂-1：「婦人傷胎，懷身腹滿，不得小便，從腰以下重，如有水氣狀。懷身七月，太陰當養不養，此心氣實，當刺瀉勞宮及關元。小便微利則愈。見《玉函》。」

(二)「太陰當養不養」疑義與校訂

《金匱玉函經》紀錄「太陰當養不養」，而《脈經》則論述胚體在不同月份生長發育過程所參與的手足十條經脈，到了北齊・徐之才《逐月養胎方》完整記逐月養胎法，並提示孕婦針灸時，務必小心防止墮胎，《千金要方》收錄徐之才《逐月養胎方》經文，而《金匱玉函要略輯義》直接採用經脈醫學理論稱「手太陰肺經養胎」，比對分析同一段經文在不同典籍中的文字演變，審視文字內容是否重複，或是後世所添加之註解（圖7-5），發現五段經文中僅有「太陰當養」或「太陰脈養」雷同：

《金匱玉函經》：「太陰當養不養」→「太陰當養」+「不養」

《逐月養胎方》：「手太陰脈養」→「手」+「太陰脈養」

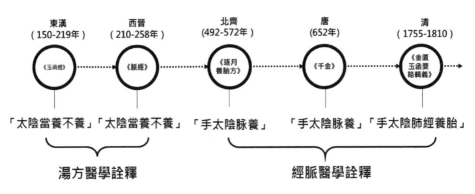

圖 7-5.　不同典籍記載「太陰當養不養」文字演變

《金匱玉函經》採用「太陰當養」，而《逐月養胎方》改採「太陰脈養」，從圖 7-6 可見兩條經文共同交集為「太陰」和「養」；太陰「當」養被修改成太陰「脈」養，這樣修改可視為《金匱玉函經》以湯方醫學詮釋逐漸演變成《逐月養胎方》以經脈醫學角度詮釋經文，緊接著再被後世醫家以經脈醫學補入註解為「手」「太陰」「肺經」「養」「胎」。

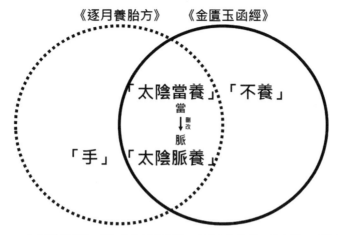

圖 7-6.　「太陰當養」與「太陰脈養」共同交集為「太陰」和「養」

　　總結以上的論述，婦人妊娠七個月時，針灸治療時必須注意針刺安全深度以及考量取穴部位風險，從湯方醫學角度當以調整太陰為主，經文修訂 -2：

　　「婦人傷胎，懷身腹滿，不得小便，從腰以下重，如有水氣狀。懷身七月，太陰當養不養，此心氣實→當刺瀉勞宮及關元。小便微利則愈。見《玉函》。」

（三）「心氣實」疑義與校訂

　　根據經文修訂 -2「心氣實」上接「太陰當養」，假設從經脈醫學角度分析，太陰當包含手太陰肺經和足太陰脾經，臟腑歸屬脾和肺，病理狀態下均與「心氣實」無關，雖然歷代醫家皆以五行生剋中之火刑金理論詮釋，顯然前後經文語意無法連貫且矛盾。此外，余無言《金匱要略新義》認為：「此水氣實之水字，原作心字，於義亦不可通，但以刺之，使小便微利則愈觀之，則為水氣無疑，故予特將心字改為水字」，究竟是「水氣實」或「心氣實」歷代醫家爭議頗大，固可視為疑義之註解。

　　依照湯方醫學闡釋，「太陰當養」無關足太陰脾經與手太陰肺經，或「心氣實」，當以《傷寒論》太陰篇「太陰之為病，腹滿而吐，食不下，自利益甚，時腹自痛。若下之，必胸下結鞕。」來詮釋。經文修訂 -3：

「婦人傷胎，懷身腹滿，不得小便，從腰以下重，如有水氣狀。懷身七月，太陰當養不養，此心氣實，當刺瀉勞宮及關元。小便微利則愈。見《玉函》。」

經文修訂 -3 語意：「婦人懷孕七個月後，出現腰以下至雙腳盤嚴重水腫，腹脹滿，小便不利，危及子宮內胎兒的生長發育，稱為婦人傷胎，醫者必須從調理太陰脾土著手，並且維持小便通暢，自然有機會順利臨盆而痊癒。」

三、從西醫「子癲前症 (Preeclampsia)」審視「婦人傷胎」

藉由「婦人傷胎」四項要件：1.「懷身七月 (約 28 週）」，2.「腹滿」，3.「不得小便（小便不利）」，4.「從腰以下重（腫），如有水氣狀」，比對現代醫學婦女懷孕後期出現下肢水腫之疾病，可以發現子癲前症（Preeclampsia）完全符合四項臨床表現（表 7-3）。

表 7-3.　中醫婦人傷胎與西醫子癲前症比較

西醫子癲前症	中醫婦人傷胎
1. 妊娠 20 週以後	1. 懷身七月（大約 28 週）
2. 水腫（Edema），手部、臉部和眼睛腫脹（Swelling）	2. 從腰以下重，如有水氣狀
3. 上腹痛（Abdominal pain）	3. 腹滿
4. 小便減少（Infrequent urination）	4. 不得小便（小便不利）
5. 體重突然增加	
6. 持續性頭痛	
7. 視覺模糊	
8. 呼吸困難	
9. 噁心嘔吐	

子癲前症（Preeclampsia, PE），又稱前兆子癲，早前也稱為妊娠毒血症（Toxemia）通常發生於第三孕期（即第七至九個月），子癲前症定義：妊娠 20 週以後發生高血壓（相隔四小時以上測定兩次，收縮壓 >=

140mmHg 或／及舒張壓 >= 90mmHg），合併下列其一情形：1. 蛋白尿，2. 母體器官損傷，3. 子宮胎盤功能不佳。

現代醫學由於診斷技術進步，通常在懷孕第 11 週至第 13 週進行子癲前症篩檢來判斷風險，臨床症狀表現於懷孕 20 週出現，古典中醫學則須等到妊娠 28 週，透過腰以下至雙下肢水腫才發現婦人傷胎。

現代醫學將子癲前症的病理狀態分成兩個階段討論：第一個階段的重點是血液的灌流不良，包含子宮內膜層和螺旋動脈發展不良，以中醫的觀點可以視為血證。第二個階段是討論血管阻塞後引起的炎性反應，如微血管腔會釋放 sFlt-1 進入母體的血液循環，誘發炎症反應，造成全身性的內皮細胞損傷，中醫的觀點可以視為炎症或火證。

四、總結

古典中醫狹義「婦人傷胎」定義：「懷孕 28 週後腹滿，腰以下重，如有水氣狀，小便不出。」，符合現代醫學子癲前症臨床表現，進一步延伸為廣義定義：「懷孕中後期（20～39 週）對母體與胎兒造成傷害之疾病。」包含懷孕後期的蕁麻疹、帶狀疱疹或水痘病毒感染，甚至是新冠肺炎，這些疾病也會影響到胎兒成長和母體生命，因此「婦人傷胎」不再侷限於西醫子癲前症或妊娠高血壓、水腫等範疇。

婦人妊娠養胎首見《玉函經》，《金匱玉函經・辨可刺病形證治第二十六》：「婦人傷寒，懷娠，腹滿不得大便，從腰以下重，如有水氣狀。懷娠七月，太陰當養不養，此心氣實，當刺瀉勞宮及關元。小便利則愈。」

西晉・王叔和（公元 210-258 年）《脈經卷九》〈平妊娠胎動血分水分吐下腹痛證第二〉根據十二經脈的五行屬性，配合木火土金水相生原理，以手足十條經脈對應胚胎十個月生長期：

「婦人懷胎，一月之時，足厥陰脈養。二月，足少陽脈養。三月，手心主脈養。四月，手少陽脈養。五月，足太陰脈養。六月，足陽明脈養。七月，手太陰脈養。八月，手陽明脈養。九月，足少陰脈養。十月，足太陽脈養。諸陰陽各養三十日活兒，手太陽、少陰不養者，下主月水，上為乳汁活兒。」這樣的配位方法有點牽強，主要是人體十二經脈系統要與懷胎十個月份搭配，捨棄手太陽與手少陰，強解為下主月水，上為乳汁活

兒，並不符合臨床胚體發育狀況。北齊・徐之才《逐月養胎方》依循《脈經》十條經脈配位胚體成長月份，認為孕期每一個月都分別由一條經脈負責，孕婦在孕期的每個月的行為忌宜、飲食皆有不同，對應處方用藥也不同，然而採用十二經脈系統配合胚胎十月份成長過程，均會面臨對應上的矛盾問題，因此必須重新審視胚體發育月份和臟腑發育關係才能與臨床實務結合。

個人提出「胚體臟腑養胎」理論（圖7-7），將妊娠每三個月為一期，分成三個階段發育期，第一階段以腎臟元陰元陽啓動為主；第二階段以太陰脾土與陽明胃腑為主，太陰當養，陽明承氣；第三階段以心肺為主，現代醫學胎兒肺泡成熟時間約在妊娠34-36週，每一期生長發育過程均要考量少陽樞轉與氣機通暢。

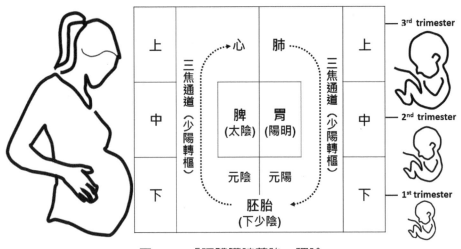

圖 7-7. 「胚體臟腑養胎」理論

第八堂課　婦人妊娠病脈證并治第二十

主題：妊娠安胎

> 婦人妊娠，宜常服當歸散主之。
>
> 當歸散方
>
> 當歸 黃芩 芍藥 芎藭各乙斤 白朮半斤
>
> 上五味，杵為散，酒飲服方寸匕，日再服。妊娠常服即易產，胎無苦疾，產後百病悉主之。

> 參照
>
> 婦人懷娠，腹中疠痛，當歸芍藥散主之。
>
> 當歸芍藥散
>
> 當歸三兩 芍藥乙斤 茯苓四兩 白朮四兩 澤瀉半斤 芎藭半斤一作三兩
>
> 上六味，杵為散，取方寸匕，酒和，日三服。

【提要】

　　本條文的價值在於當歸散的組成架構與煎服法，並且根據臨床經驗，總結出使用當歸散的時機，作為懷孕後期調理，可避免產後胎兒出現新生兒黃疸。此外，以六經的角度，探討孕期胚體態的發育過程，及其與母體態的關聯性。

【解析】

　　當歸散之經文特色展現於煎服法中，服法以酒飲服方寸匕，於懷孕後期可使用當歸散來作調理，妊娠常服即易產，胎無苦疾，且產後百病悉主之；臨床用於懷孕後期避免新生兒黃疸，處方當歸散＋柴胡、梔子，視情況酌加茵陳。

　　探討當歸散的處方架構，其組成包括當歸、川芎、芍藥、黃芩、白
朮，劑量為 1：1：1：1：0.5，前四味等比例，各 1 斤，白朮半斤。自金
元後，丹溪提出黃芩、白朮乃安胎聖藥，影響後世甚鉅，以臨床實用為出
發點，重新思考當歸散，以六經思路拆解組方：當歸、川芎合稱為佛手
散，脈位對應奇恆之所，此藥對可幫助胚體成長，重要性可見一斑；配伍
芍藥、黃芩架構出黃芩湯，破少陽之結，芍藥、白朮破陽明之結，也可說
是消化之結。

表 8-1.　當歸散組成架構

佛手散	少陽之結	陽明之結
當歸 1 斤	芍藥 1 斤	
川芎 1 斤	黃芩 1 斤	白朮 0.5 斤

　　比對當歸芍藥散與當歸散之組成與功效，共同的組成有：當歸、川
芎、白朮、芍藥，除了共有少陰動力用藥：佛手散以外，最重要的是破陽
明 / 消化之結的芍藥、白朮。以當歸散去黃芩，並針對坎中之水盛，納入
茯苓、澤瀉之治水藥物，便為當歸芍藥散。

　　胚體生長在胞宮中，羊水不可過多，也不可過少，以茯苓、澤瀉調節
坎中之水，無論羊水過多、過少均可使用；適量的坎中之水可助胚體順利
成長發育，因此可知，當歸芍藥散針對母體水分代謝失常所衍伸的相關病
證，如母體下肢水腫或面部手部浮腫，並提供母體胞宮的血流供應、調節
水分的代謝以及幫助胚體成長發育，端視臨床所需，於當歸芍藥散中加入
黃芩，便有當歸散中破少陽結之意。

表 8-2.　當歸芍藥散組成架構

佛手散	坎中之水	陽明之結
當歸 3 兩	茯苓 4 兩	芍藥 16 兩
川芎 3/8 兩	澤瀉 8 兩	白朮 4 兩

　　接下來，將複習第六堂課所提及，孕期時母體態的變化與將面臨到的
困難，並以六經理論說明胚體態發育過程中的不同階段，將結論繪製成圖
示，參見圖 8-1：

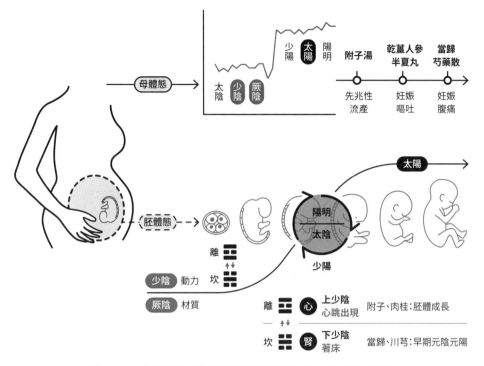

圖 8-1.　六經理論說明胚體態發育過程中的不同階段

　　胚胎發育是來自父精、母血相遇，轉化出元陰、元陽的結合，形成胚體的過程中，坎卦先立，發育腎元陰與腎元陽，補坎以當歸、川芎，此時胎兒心跳尚未出現；隨著時間發育至 6-8 週，胎兒心跳出現後，離卦確立，坎離相對，心腎相交，扶離以肉桂、附子。坎離為少陰，是胚胎發育的動力，同時注意厥陰材質足備與否，因此，懷孕初期胎動不安常用芍藥甘草湯＋附子（附子湯），芍藥甘草湯扮演穩定母體胞宮的角色，附子協助胚體心腎交通。

　　當胎兒出現心跳後，厥陰與少陰確立，卻見媽媽孕吐頻率隨之上升，可見胚體在發育過程之變化反映於母體；換而言之，下個挑戰在突破中焦關卡，中焦是陽明與太陰之境地，代表消化系統，又中焦的轉樞在少陽。以母體而言，胚體發育造成的母體孕吐不適，治療使用乾薑人參半夏丸；然而，從胚體角度而言，胎兒不僅要突破中焦關卡，也要突破少陽的牽制，因此，當歸散之芍藥搭配黃芩、芍藥搭配白朮分別可破少陽、陽明之結，其意了然於心。

　　隨著時間累積，胚體度過少陽、消化之結，陽氣逐步生發完備，胚胎發育成熟，最後進入六經的太陽階段，太陽用藥首重桂枝，此時胚體能量巨大且充足，與母體的血液循環系統形成一致狀態，一旦順利過關，且母體能維持良好的陽明高溫狀態，順利生產則是指日可待。

妊娠養胎，白朮散主之。

白朮散方見《外臺》

白朮（四分）川芎（四分）蜀椒三分去汗 牡蠣（二分）

上四味，杵為散，酒服一錢匕，日三服，夜一服。但苦痛，加芍藥；心下毒痛，倍加川芎；心煩吐痛，不能食飲，加細辛一兩，半夏大者二十枚服之，後更以醋漿水服之。若嘔，以醋漿水服之復不解者，小麥汁服之。已後渴者，大麥粥服之。病雖愈，服之勿置。

【提要】

　　本條文說明白朮散養胎的作用，並分析組成的功效與臨床應用。

【解析】

　　白朮散為宋臣引用《外臺》所補入的附方，《外臺》即為《外臺祕要》，《外臺祕要》卷六引《廣濟方》之白朮散，共9味藥，與《外臺祕要》卷三十三引《古今錄驗方》之白朮散，共4味藥，後者正是《金匱》中所收錄的4味藥白朮散。

　　白朮散組成為白朮、川芎、蜀椒、牡蠣，看似簡單的四味藥，但若不了解每味藥的真正意涵，則很難實用於臨床上。參照圖8-2，首先，分析蜀椒，古人以取類比象的方法，透過觀察萬物並取其之用，分析蜀椒正是需要用到這種聯想的能力，蜀椒的成熟果實裡面包覆相當多的種子，眾多的種子為椒目，古人認為這種保護種子的能力，有如母親懷胎育子，故蜀椒有安胎之功效，且蜀椒色紅，如源源不絕的動力，以椒目入藥使胎兒如種子安穩生長，療效更佳。另外，蜀椒有殺蟲止癢之效，可抑制黴菌的生長，常用於婦女陰部搔癢、生殖道感染。

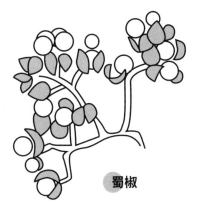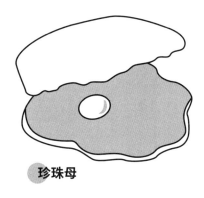

蜀椒　　　　　　　　　珍珠母

圖 8-2.　蜀椒、珍珠母示意圖

　　牡蠣亦是取類比象的結果，貝殼能孕育出珍貴且漂亮的珍珠，故有營養胚體、養胎的作用，引《本經疏證》：「潮則陽之動也，迎其漲則開以納之，是召乎陽以歸陰也，迫其退則合以茹之，是化其陰以清陽也。」說明珍珠的形成過程，簡論為潮漲則開，召陽以歸陰；潮落則合，化其陰以清陽，如此孕育不絕。然而，臨床使用需注意能產生珍珠的貝類是珍珠貝，非牡蠣，實際用藥應修正為珍珠母，細論臨床上用藥選擇：珍珠母為養胎，牡蠣則有鎮靜安神之效，而海蛤粉則是用來處理水液代謝的問題。

　　以蜀椒、牡蠣供給養胎之原料，並透過母體消化系統運化，由於養胎的過程皆須經過母體的消化系統，故處方中加入白朮；而處方中的川芎，修正為佛手散：當歸、川芎，更符合立坎之意。臨床取用白朮散處方精神，養胎首選白朮散、當歸散、當歸芍藥散，安胎首選附子湯，均可再加入蜀椒與珍珠母，提供胚體成長所需。

表 8-3.　養胎安胎之各方運用

	主方	共同加減
養胎	白朮散／當歸散／當歸芍藥散	蜀椒、珍珠粉
安胎	附子湯（芍藥甘草湯＋附子）	

【總結與延伸】

　　妊娠篇首論如何診斷婦女懷孕，其中妊娠九病涵蓋嘔吐、癥病、胎動

不安、下血、腹痛、蕁麻疹、小便不利、養胎，以及預防胎兒黃疸，熟撚經文含義後，將處方活用於臨床可獲得不錯的療效，可惜之處在於妊娠傷胎無相應處方，往下將延伸探討。

妊娠傷胎所造成的臨床疾患包含水腫、高血壓、糖尿病、蛋白尿，參考圖 8-3，彼此環環相扣，嚴重的妊娠水腫並非單純使用葵子茯苓散就能夠治療得宜，處方考慮五苓散與真武湯系統，以病位與脈象區分用藥，五苓散的前身來自苓桂朮甘湯，苓桂朮甘湯定位在心下浮而細滑，而五苓散則是臍下浮而細滑，此時陽氣未衰；直至真武湯後陽氣已衰，水氣瀰漫，脈位由心下到臍下，甚至三部皆脈沉細，因此方中加入附子以扶陽，助水分代謝之力。

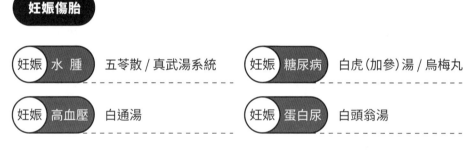

圖 8-3.　妊娠傷胎對應處方

妊娠高血壓可能會導致子癲前症，除了影響胚體成長發育以外，更有可能導致母體死亡，由於妊娠高血壓是起因於胚體對母體產生的影響，處方針對胚體心腎交通，以白通湯為主方，蔥白 4-6 克、乾薑 0.5 克、附子 0.5 克，酌加豬膽汁 0.1-0.5 克，再加上調節血壓之慣用藥對鉤藤 4 克、澤瀉 4 克。

妊娠糖尿病病入陽明、少陽境地者，處方為白虎湯，抑或選用白虎加參湯；若病程已深入厥陰，處方為烏梅丸，或單一味加減烏梅。妊娠蛋白尿視為腎的損傷，以白頭翁湯加減。

以上探討妊娠併發症中最困難的一環，僅管《金匱》經文中並未記載相應治療處方用藥，臨床仍有可能面臨如此棘手的情況，在此補入以完整妊娠篇所缺。

第九堂課　婦人產後病脈證并治第二十一

主題：產後痙病、產後鬱冒、產後大便難

> 問曰：新產婦人有三病，一者病痙，二者病鬱冒，三者大便難，何謂也？
>
> 師曰：新產血虛，多汗出，喜中風，故令病痙。亡血復汗，寒多，故令鬱冒。亡津液，胃燥，故大便難。
>
> 產婦鬱冒，其脈微弱，嘔不能食，大便反堅，但頭汗出。所以然者，血虛而厥，厥而必冒，冒家欲解，必大汗出，以血虛下厥，孤陽上出，故頭汗出。所以產婦喜汗出者，亡陰血虛，陽氣獨盛，故當汗出，陰陽乃復，大便堅，嘔不能食，小柴胡湯主之方見嘔吐中。

【提要】

　　本條文首先提出婦人產後三大病證：痙、鬱冒及大便難，病機起於產後血虛津虧所致。其次，條文後半段為醫家詮釋產婦之鬱冒證，然有疑義之處，故將分析條文並進行修正。

【解析】

　　拆解條文共兩段加以分析，第一段說明婦人產後三大病證：痙、鬱冒、大便難，第二段則進一步解釋三大病證中的鬱冒。

　　第一段：問曰：新產婦人有三病，一者病痙，二者病鬱冒，三者大便難，何謂也？師曰：新產血虛，多汗出，喜中風，故令病痙。亡血復汗，寒多，故令鬱冒。亡津液，胃燥，故大便難。

　　本段提出產婦的三大病證，為痙、鬱冒、大便難，並說明病機，古時無剖腹產與會陰切開術，條文論述以自然產情況加以考慮。痙之病機為產

後失血引起血虛，加上多汗出，喜中風，解讀為容易受到外感中風侵襲，進而發生筋脈失養；鬱冒為產後亡血並反覆出汗，又受到寒邪侵擾；大便難則為產後亡失津液而引起胃燥所致。

第二段：產婦鬱冒，其脈微弱，嘔不能食，大便反堅，但頭汗出。所以然者，血虛而厥，厥而必冒，冒家欲解，必大汗出。以血虛下厥，孤陽上出，故頭汗出。所以產婦喜汗出者，亡陰血虛，陽氣獨盛，故當汗出，陰陽乃復，大便堅，嘔不能食，小柴胡湯主之方見嘔吐中。

鬱冒為兩種病證之合稱，分別為鬱證與冒證，鬱證表現為情緒低下，而冒證以眩暈為特點，患者自覺眼前突然發黑，接著暈倒，因血液無法上承腦部、眼目而發病。根據第一段亡血復汗，寒多，故令鬱冒可知，形成鬱冒的病機有三：亡血、復汗、寒多，因產後失血過多、氣血衰弱，故脈微弱，但頭汗出是指唯獨頭部出汗，頸部以下汗出少，可能起因於過度焦慮、緊張引起的自律神經失調；或因汗血同源，故血虛之人津液虧損、無法大發汗。嘔不能食，大便反堅是經文錯置，此段屬於探討產婦三大證之大便難，宜刪。

往下衍生出三段經文，來自三位不同的後世醫家詮釋冒之證：

第一位醫家：所以然者，血虛而厥，厥而必冒，冒家欲解，必<u>大汗出</u>。

第二位醫家：以血虛下厥，孤陽上出，故<u>頭汗出</u>。

第三位醫家：所以產婦喜汗出者，亡陰血虛，陽氣獨盛，故<u>當汗出</u>。

此三段詮釋之語法相似，用以解釋產婦鬱冒，為何會「汗出」現象？分析三段句末表達出汗的形式不同：大汗出、頭汗出、當汗出，何者較符合臨床之表現？由經文可知產婦鬱冒起於產後失血，導致血虛的體質狀態，故已亡血之產婦出汗表現較符合頭汗出，等待陰血恢復後，才有充足的津液供應全身汗出，故~~大汗出、當汗出~~應修正同為頭汗出。

第一位醫家詮釋產婦因產後大失血，血液無法濡養四末，導致手腳冰冷的厥證，又因血液無法上承頭目與腦部，故產生頭眩、目黑的冒證。引述《傷寒論》第294條文：少陰病，但厥無汗，而強發之，必動其血，推得冒家欲解，必大汗出有疑，產後已血虛不可能痊癒前，出現大汗出現象，若強發其汗，則會造成少陰病動血之誤，故修正為<u>冒家，必頭汗出</u>較為合理。

　　第二位醫家詮釋冒家血虛的臨床表現為下肢比上肢更易冰冷，故血虛下厥。又因失血、陰虛而使陰陽失衡，如同天秤兩端失衡，造成陽亢的現象，即為孤陽上出。若用現代醫學的角度，可視陰為內分泌賀爾蒙、陽為神經系統，參考圖9-1，其中，自律神經系統失調很容易造成生理機能的改變，包括瞳孔、唾液分泌、心跳速率、腸胃道蠕動、毛孔開合失調等。當自律神經系統之交感神經過度亢奮，亦可能導致頭汗出之臨床表現。

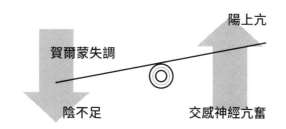

圖 9-1.　「血虛下厥，孤陽上出」之現代醫學理論說明

　　第三位醫家之詮釋如同前述解析，產婦因血虛故易出汗，陰虛則陽亢，形成陽氣獨盛的體質狀態，故出現頭汗出表現，藉由陰陽平衡方式才能恢復正常。

　　由三位醫家經文總結冒家頭汗出為語句結尾，不應該再出現治則，因此末段陰陽乃復，大便堅，嘔不能食，小柴胡湯主之為後世註解，此段屬於產後大便難之經文。本條文意在解釋產婦鬱冒之病機，而無提及大便難的內容，故不應使用小柴胡湯，此段應刪除。

　　綜合以上，將第二段條文修正下：

修正第二段

產婦鬱冒，其脈微弱，~~不能食，大便反堅~~，但頭汗出。

所以然者，血虛而厥，厥而必冒，冒家欲解，必~~大~~頭汗出。

以血虛下厥，孤陽上出，故頭汗出。

所以產婦喜汗出者，亡陰血虛，陽氣獨盛，故當頭汗出。

~~陰陽乃復，大便堅，嘔不能食，小柴胡湯主之方見嘔吐中。~~

本條文之重點及結論參考圖 9-2：

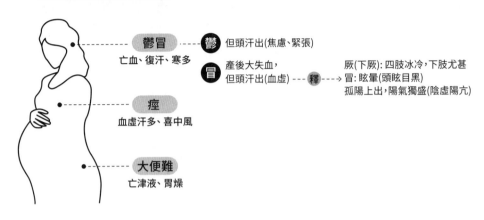

新產婦人：三大主證

鬱冒　鬱　但頭汗出(焦慮、緊張)

亡血、復汗、寒多

冒　產後大失血，
但頭汗出(血虛)　釋　厥(下厥)：四肢冰冷，下肢尤甚
冒：眩暈(頭眩目黑)
孤陽上出，陽氣獨盛(陰虛陽亢)

痙

血虛汗多、喜中風

大便難

亡津液、胃燥

圖 9-2.　產婦的三大病證：「鬱冒、痙、大便難」

　　最後，補充說明產後大失血引起血虛之病機，治法為養血補虛，臨床上可使用小建中湯加黃耆、當歸、川芎，或以四物湯、八珍湯作加減，使用兩周以上，對於產後血虛調理可達一定成效。

　　除產婦三大病證之外，本篇章〈婦人產後病〉之後續條文，亦論述其它產後疾病，內容包括產後腹痛、產後哺乳、產後中風、產後傷口感染與產後泌尿道感染，然無提及產婦坐月子的議題，也將會在後續課程補充說明。另外，引用現代醫學的討論範圍，產後疾病亦涵蓋產後脫髮、乳腺炎、甲狀腺炎、色素沉澱與肚皮妊娠紋的範疇，以上皆為臨床面臨產後婦女之疾病，供作參考。本章條文闕漏產後痙與產後鬱證的治則和處方用藥，可分別參照《金匱》之〈痙濕暍病〉與〈百合病〉篇章。

【補充：產後鬱證】

　　根據現代醫學的分類及統計，約有十分之一的產婦會有程度不一的產後鬱證，包括嚴重度最輕、發生率為 1-5% 的產後情緒低落（Postpartum blues），是由於生產後賀爾蒙波動之緣故，在產後第一週出現，且在產

後第三、四天達到高峰，在第二周會逐漸減緩。鬱症程度更甚的產後鬱症（Depression）發生率在 50-80%，可能會持續一年之久。而有 3% 之產婦可能會罹患最嚴重之產後憂鬱症，又稱為精神官能症（Psychoneurosis），會引起睡眠品質不佳、情緒低落、焦慮，甚至有自殘的傾向，此時藥物治療已無法達到有效的改善，此類患者更需要家人的支持、陪伴與理解，較能度過此艱辛的時刻，中醫可藉由《內經》移精變氣之理論方法加以調整治療。

第十堂課　婦人產後病脈證并治第二十一

主題：產後惡露不盡

> 產後七八日，無太陽證，少腹堅痛，此惡露不盡，不大便，煩躁發熱，切脈微實，再倍發熱，日晡時煩躁者，不食，食則讝語，至夜即愈，宜大承氣湯主之。熱在裡，結在膀胱也方見痙病中。

【提要】

　　本條文實為兩條經文合併而成，前半部敘述「子宮感染引起之惡露不盡」；後半部則描述產後三大主證之一的「大便難」。此外，將引用現代醫學輔助說明惡露不盡的三種病因，及其對應《金匱》所使用的處方。

【解析】

　　由於〈產後篇〉錯簡文字較多，需仔細校訂與討論，初次直觀條文內容，容易誤以為全文探討主題為惡露不盡。事實上，此條文是由兩段不同的經文加以合併的結果，故應將本條文切割為兩段加以分析。

　　第一段：產後七八日，無太陽證，少腹堅痛，此惡露不盡。

　　本段為何要提及無太陽證？表示病人有類似發熱、惡寒、身疼痛的外感表現，但卻不是真的得到外感病，故在條文中無太陽證之前，闕漏類似外感表現的描述，又可在第二段找到煩躁發熱的敘述，可知此為錯簡的結果，修正條文如下：

> 修正第一段
> 產後七八日，煩躁發熱，無太陽證，少腹堅痛，此惡露不盡。

　　由此可知，產後七八日出現類似於外感表現的煩躁發熱，實際上與太陽證無關，同時又出現少腹堅痛，這是惡露不盡的緣故。一般而言，產婦在生產後，會陸續排出產後分泌物，即為惡露，是子宮內殘存的胎盤與胎膜組織、血塊等，排惡露的時間會持續約 21 天，在不同的階段會排出不同的量、質地與顏色的惡露，若超過 21 天仍有產後分泌物的排出，稱為惡露不盡。借助現代醫學，圖 10-1 顯示產後不同階段所排出惡露型態：

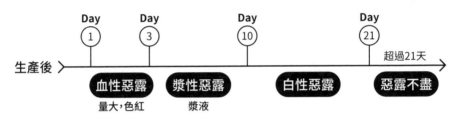

圖 10-1.　產後各階段所排出惡露型態

　　由上述說明可知產後七八日排出惡露，屬正常生理現象，何以條文表述惡露不盡？表示此患者的病況與一般產後惡露的生理現象有所不同，醫師應辨識出該指標與臨床症狀。引起惡露不盡的原因可分為三種：組織殘留、子宮感染、宮縮不完全，臨床當鑑別不同病因所致之惡露不盡，其惡露性質不同，而後續臨床表現也有所不同，以下進一步說明三種病因：一、組織殘留，易發於自然產產婦，剖腹產產婦相對少見，組織殘留引起之惡露不盡會造成出血，隨子宮陣發性的收縮而有時多時少的出血量，伴隨血塊產生，隨宮縮而有陣發性的疼痛，鑑別診斷出此類惡露不盡，可衛教患者回婦產科手術處置。二、子宮感染、發炎引起的惡露不盡，其出血、分泌物味道會很臭，且會伴隨發燒、煩躁的情形，由於骨盆腔的感染，會造成按壓腹痛的情形，本條文用少腹堅痛來描述，可能有類似腹膜炎的情形，使肚皮緊繃、按壓有腹痛的表現。三、因虛弱產生的宮縮不完全，會有少量的咖啡色分泌物，此類患者一般而言不會產生腹痛。根據修正後之條文產後七八日，煩躁發熱，無太陽證，少腹堅痛，此惡露不盡可知，產後七八日產生發燒，卻不是外感病所引起，表示這種惡露不盡可能是子宮感染所引起，伴隨煩躁不安、少腹部位按壓疼痛的症狀。

　　原始經文闕漏處方，相關處方參照〈婦人雜病〉。隨不同病因，立

方有所不同，一、組織殘留引起之惡露不盡，處方枳實芍藥散，進一步為下瘀血湯，兩方應用參照產婦腹痛條文。不同於枳殼去瓤，枳實涵蓋果實內容物，枳實搭配芍藥有逐瘀之效，大柴胡湯中亦見枳實、芍藥，與大黃並用，共同逐去腸道殘渣，此法如枳實芍藥散逐去子宮殘留物，有異曲同工之妙；當枳實芍藥散效果不彰，進一步使用具吸血效果的下瘀血湯，將概念擴展，亦可應用下瘀血湯治療子宮內生息肉，但由於下瘀血湯較難取得，可代以抵當湯。二、子宮感染引起的惡露不盡，處方白頭翁加甘草阿膠湯，方中白頭翁與秦皮可入子宮最下極之所，不僅可用在子宮內膜感染引起的惡露不盡，也可治療性交後感染，以及應用於精卵互斥之不孕症。若是自然產所造成的會陰部撕裂傷感染，後續課程將探討千金三物黃芩湯之應用。三、宮縮不全之惡露不盡，處方膠薑湯，膠薑湯組成為乾薑、甘草、阿膠，同理可用於婦女月經淋瀝不盡，臨床上將乾薑改為炮薑，炮黑以助止血，並酌加暖宮用藥艾葉、升提補氣的高麗參，雖與西醫止血藥、子宮收縮劑有著不同的臨床思路，若能掌握關鍵病機，中醫藥有不錯的發揮空間（表10-1）。

表 10-1.　惡露不盡三種原因與處方用藥

成因	組織殘留	子宮感染	宮縮不全
症狀	1. 出血時多時少 2. 有血塊 3. 陣發性疼痛	1. 出血、味道臭 2. 發燒、煩躁 3. 按壓腹痛	1. 少量咖啡色分泌物 2. 腹較不會產生疼痛
處方	枳實芍藥散、下瘀血湯	白頭翁加甘草阿膠湯	膠薑湯
其它應用	子宮內息肉	1. 性交後感染 2. 精卵互斥之不孕	月經淋瀝不盡

第二段：不大便，煩躁發熱，切脈微實，再倍發熱，日晡時煩躁者，不食，食則譫語，至夜即愈，宜大承氣湯主之。熱在裡，結在膀胱也方見痙病中。

本段描述產後婦女三大主證之大便難，參考圖10-2，考慮產後本質為血虛，又根據上條亡津液，胃燥，故大便難，可知產後婦女大便難的病機為血虛與津液耗損。然而，本段卻使用治實證處方大承氣湯，應懷疑其臨床使用合理性，以免犯下對虛證病患使用實證處方的錯誤。

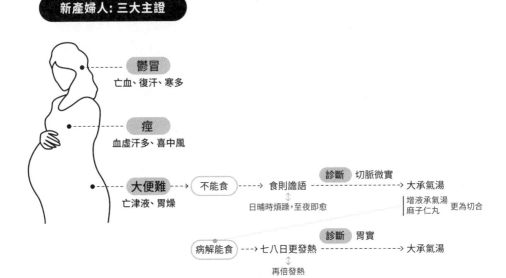

圖 10-2.　產婦三大病證之大便難

　　產後七八日，婦女由於亡血、亡津液，故產生不大便，一旦大便不通，食物就很難消化、吸收，原始經文曰不食，意思是吃不下，意為不能食，若仍攝入過多食物、月子餐過量，很可能造成消化不良，進而出現譫語。此處譫語，與現代醫學所述之 delirium 認知障礙的譫妄症有所不同，而更近似於瑣碎語言、碎碎念，例如「我就吃不下，還一直要叫我吃！」當病人就醫後，醫師把脈診斷切脈微實，表示脈象並非真正的實脈，而是接近實證。由於亡津液、胃燥，故日晡時煩躁者，一般會在下午的時段產生煩躁，不一定是指特定的時辰，通常發生於病患食入的飲食未完全消化，因此到了下午症狀會更嚴重，症狀表現碎碎念的譫語、想排便卻排不出來的不大便。至夜即愈，指睡著後症狀會改善、不再碎碎念。

　　處方大承氣湯是否合理？產後亡津液造成的不大便使用大承氣湯合理嗎？大承氣湯的使用應符合陽明篇的三急下證，僅能短效使用，若長期使用苦寒藥物可能導致津液更傷。更好的治療對策是針對亡津液，並幫助腑氣通暢，而使用增液承氣湯，或予以麻子仁丸。增液承氣湯是在大黃、芒硝中，加入玄參、生地、麥冬，有生津液之功效；麻子仁丸也有潤腸生津的效果，原方中的二仁是火麻仁與杏仁，杏仁應改為桃仁，於此不多作論

述，再加入小承氣湯，或以調胃承氣湯加減火麻仁、桃仁，療效更佳。

同參下條經文：

> 病解能食，七八日更發熱者，此為胃實，大承氣湯主之方見痙中。

在改善亡津液、胃燥後，病人已經吃得下，病解能食，津傷已經過治療，但仍然有排便不通的情形，且更發熱，表示該病人真正存在胃實證，所以可以使用大承氣湯來處理。重回第二段，補入時間軸：產後七八日，並將煩躁發熱移至第一段，於此處可刪，完整分析病況可知病人無發熱的情形，且再倍發熱，與下條經文更發熱同義，事實上因亡津液胃燥所形成的熱象，是陰虛引起內熱，而非實熱，儘管病人自覺體溫升高，實際上並非真正的發燒，再倍發熱可刪。

> 修正第二段
> 產後七八日，不大便，~~煩躁發熱~~，切脈微實，~~再倍發熱~~，日晡時煩躁者，不食，食則譫語，至夜即愈，宜大<u>增液</u>承氣湯主之。熱在裡，結在膀胱也方見痙病中。

【臨床應用】

與大承氣湯相比，臨床應用更常使用三一承氣湯，即調胃承氣湯（大黃、芒硝、甘草）0.5-4 克，加上枳實 1-4 克、厚朴 1-4 克，用來解決腑氣不通的問題，納入甘草緩中，可減緩胃腸道的刺激狀態。

當熱邪進入腸道，宿食的變化有如大地乾裂，從濕土到沙漠化，首要關鍵引水入腸胃道，選方承氣系統，如何鑑別承氣系統使用時機？以脈象為佐，參考圖 10-3，一、先察脈管管壁厚實度，若為脈管厚實，且管內夾雜形態的顆粒物質，即可選用承氣系統，如調胃承氣湯；二、察脈管是否撐寬，當脈管中的顆粒物已結塊、聚集在特定一處，會使得脈管被撐開、變寬，則再加入枳實、厚朴，枳實不僅可幫助腸道蠕動的速度，也會增加排便的次數；三、當脈管管壁不再厚實，管壁較薄，將枳實換為枳殼，枳殼會幫助腸道蠕動，而不會增加排便次數。

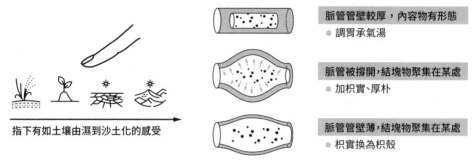

圖 10-3.　承氣系統使用時機

　　產後大便難併發症為大便出血，常見起因為痔瘡與肛裂。痔瘡是血管的靜脈曲張，常見懷孕過程中胚胎壓迫母體腹腔所致，選方大黃牡丹皮湯合止血藥物處理；肛裂則是由於用力擠出硬便，造成肛門撕裂傷，治療以外擦紫雲膏。急性期痔瘡脫出的腫脹痛，同樣選方大黃牡丹皮湯；若是吃麻辣鍋後造成的腹瀉肛門腫痛，以大黃牡丹皮湯合五靈止痛散，請病患兩小時吃一包藥，可快速消除肛門腫痛感。

第十一堂課　婦人產後病脈證并治第二十一

主題：產後腹痛

產後腹痛煩滿不得臥，枳實芍藥散主之。

枳實芍藥散方

枳實燒令黑勿太過 芍藥等分

上二味，杵為散，服方寸匕，日三服。并主癰膿，以麥粥下之。

師曰：產婦腹痛，法當以枳實芍藥散，假令不愈者，此為腹中有乾血著臍下，宜下瘀血湯主之。亦主經水不利。

下瘀血湯方

大黃二兩 桃仁二十枚 蟅蟲二十枚熬去足

上三味，末之，煉蜜和為四丸，以酒一升，煎一丸，取八合，頓服之，新血下如豚肝。

產後腹中㽲痛，當歸生薑羊肉湯主之。並治腹中寒疝，虛勞不足。

當歸生薑羊肉湯方見寒疝中。

參照〈婦人雜病〉

婦人經水不利下，抵當湯主之。亦治男子膀胱滿急、有瘀血者。

抵當湯方

水蛭三十箇熬 虻蟲三十枚熬去翅足 桃仁二十箇去皮尖 大黃三兩酒浸

上四味，為末，以水五升，煮取三升，去滓，溫服一升。

【提要】

本堂課學習產後腹痛的三種病因：癰膿、瘀血、虛勞，以及相應治療

方式。其中，癥膿和瘀血使用破瘀之劑，依程度輕重依序為枳實芍藥散、下瘀血湯、抵當湯；而虛勞的腹痛以補養之法，使用當歸生薑羊肉湯。此外，本堂課也將剖析下瘀血湯中蟅蟲的基源與功效。

【解析】

產後腹痛的三種病因：癥膿、瘀血、虛勞，以下就此三部分進行討論，並統整癥膿和瘀血的處置：破瘀之法，亦即，將治療癥膿視為輕度下瘀血法，由輕至重而有：枳實芍藥散、下瘀血湯及抵當湯。以上三種層次之破瘀藥方，往下逐一說明。

第一部分：癥膿

產後腹痛煩滿不得臥，枳實芍藥散主之。

此條接續上堂課程所學產後惡露不盡之條文，經修正經文為產後七八日，煩躁發熱，無太陽證，少腹堅痛，此惡露不盡，惡露不盡共有三種成因：組織殘留、子宮感染、宮縮不全，枳實芍藥散是用在產後組織殘留、胞衣不下所引起的惡露不盡。

組織殘留所造成的惡露不盡，使得子宮出現陣發性痙攣，因而造成產婦腹部出現反覆疼痛脹滿、坐臥難安，常見於自然產產婦，剖腹產產婦出現比率相對減低，根據煎服法註解并主癥膿，可知此痛起於組織物殘留，或已成癥膿之因；古人以枳實外觀似子宮，並含有果實內容物，故可作用於子宮本體，而芍藥具解痙攣的功效，兩者等劑量合為枳實芍藥散，使子宮規律性收縮，促進胞衣排出，解決此病因造成之惡露不盡，故可知枳實芍藥散不僅用於惡露不盡，關鍵出方概念在於處理癥膿之所。

以此作基本方，並納入身體結構定位，可擴大應用範圍，例如，當疼痛範圍擴及輸卵管，可知出方除了處理臍下子宮之病位，尚須包含旁開至鼠蹊部少陽病位的藥物，以四逆散為例，參考圖 11-1，方中除含有枳實、芍藥之外，亦含少陽樞轉的柴胡與甘草，故可用來治療輸卵管的癥膿。

《金匱》中之排膿散亦含枳實、芍藥，再加入桔梗與雞子黃，取法於此，以「四逆散合桔梗」可治療因血糖破壞四肢末梢血管所引起的糖尿病皮膚癥膿，常見為糖尿病足。再例為大柴胡湯，大柴胡湯組成為小柴胡湯

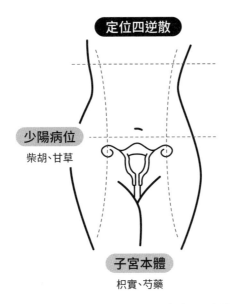

圖 11-1.　四逆散中藥物角色的定位

減去人參、甘草，加入枳實、芍藥與大黃，有些版本認為大柴胡湯方中無大黃，臨床實際使用有大黃則效果更佳，《傷寒論》嘔不止，心下急，鬱鬱微煩者，為未解也，與大柴胡湯下之則愈，此處心下急，可視為心下部位，因腸道宿便不淨而引起之脹氣。此外，時方中如柴胡疏肝湯、血府逐瘀湯，亦含有枳實、芍藥之組成。總而言之，枳實芍藥散較少單獨出方，而常取其處方內涵與其他藥物合併運用。

　　治療子宮內組織物殘留之其他疾病，亦包含子宮肌瘤、息肉、子宮內膜過度增生或輸卵管口沾黏之情形，僅單純使用枳實芍藥散的力度不足，應納入瘀血病機，而使用力度更強之下瘀血湯或抵當湯。

第二部分：瘀血

　　師曰：產婦腹痛，法當以枳實芍藥散，假令不愈者，此為腹中有乾血著臍下，宜下。瘀血湯主之。亦主經水不利。

　　如前述，枳實芍藥散可用來處理產婦組織殘留、胞衣不下所引起之腹痛，若服後仍然無法治癒，則懷疑腹中有乾血，乾血是指胞衣，位置在臍下，即少腹、子宮內，考量懷孕時子宮體會膨脹，初生產後不久，子宮尚未恢復成原來的大小，故子宮約在臍下的位置，此時治療予下瘀血湯以

排除乾血。乾血是如何形成的呢？正常情況下，生產後胎盤會自動脫落，完成整個分娩的過程；若發生子宮收縮不全，造成胞衣剝落不下，日久則於子宮內形成乾血，現代醫學以催產素幫助子宮收縮而排出滯留胎盤，或是採用手術介入剝離胎盤，因此當今此區塊中醫著墨較少。但運用相同概念，下瘀血湯用於腹中有瘀血、血塊，例如經期殘留的血塊，亦或是子宮內膜剝落不淨，造成宮血逆流引起的併發症，例如逆流到子宮體引起的子宮腺肌症，或是逆流到卵巢導致的巧克力囊腫，以上是造成婦女痛經的常見原因，治療可用下瘀血湯，幫助留滯子宮體乾血排出。

> 《本經》䗪蟲，味鹹寒。主心腹寒熱，洗洗，血積癥瘕，破堅，下血閉，生子大，良。一名地鱉。生川澤。

【解析】

下瘀血湯的組成為大黃二兩、桃仁二十枚、䗪蟲二十枚熬去足，其中的䗪蟲自古至今被認為是地鱉蟲，又稱為鱉甲蟲、土鱉蟲；然而，值得商榷處為地鱉蟲是蜚蠊目、鱉蠊屬的昆蟲，蟑螂同屬蜚蠊目，有翅膀，但無吸血的特性，故對地鱉蟲吸血的功效存疑，又地鱉蟲是否為䗪蟲？《神農本草經》論䗪蟲主治心腹寒熱、血積、癥瘕，並且有破堅、下血閉之效，事實上，䗪蟲應為牛或馬的體蝨，如蜱、牛蜱寄生在動物生殖器的毛髮上，故有局部吸血的特性，尤其定位於少腹，較符合下瘀血湯的精神，而非使用地鱉蟲。但由於動物的體蝨不易取得，故臨床上選用虻蟲、水蛭來取代，常以抵當湯取代下瘀血湯，其中差別在於陰蝨生於生殖器毛髮，可針對少腹吸瘀血，而虻蟲、水蛭則是針對全身性的吸血作用。

參照〈婦人雜病〉婦人經水不利下，抵當湯主之。亦治男子膀胱滿急、有瘀血者。

瘀血所致腹痛有二方，一為下瘀血湯，二為抵當湯，抵當湯在《金匱》是分屬於〈婦人雜病〉，可治療婦人月經排出不暢，故曰經水不利下，條文後方的男子膀胱滿急、有瘀血者應為後人補入。

> 《本經》虻蟲，味苦，微寒。主逐瘀血，破下血積，堅痞，癥瘕，寒熱，通利血脈及九竅。

【解析】

　　抵當湯的組成為水蛭三十個、虻蟲三十枚、桃仁二十個及大黃三兩，而虻蟲是會飛行、具吸血特性，外型似蜜蜂，其口器具吸血作用，常常圍繞在牛的周圍；且不同於體蝨的局部吸血作用，牛蟲可吸附動物全身各處的血液，故其作用又更加猛烈。《神農本草經》論虻蟲主治寒熱、血積、癥瘕、堅痞，機轉為逐瘀血、破下血積、通利血脈及九竅，故虻蟲與蟅蟲具有相似的作用。

　　依現代藥理之研究，能夠攻逐瘀血的機轉在於此類型蟲類藥物具有抗凝血與溶解纖維蛋白的功效，可阻斷血液凝集的過程。若臨床上遇到凝血功能失常所導致的反覆流產患者，西醫師會給予抗凝血劑或服用阿斯匹靈，中醫師則可用抵當湯來處理。抵當湯是十分有特色的中藥選方，且療效穩定，還可應用於術後腸道沾黏所致的嚴重排便不暢、長期洗腎患者因過度脫水導致的排便不通、大腸癌患者服用嗎啡導致腸道不蠕動所引起的習慣性便秘等情形，唯獨效果強烈，且價格昂貴，在臨床使用時要更謹慎評估適當患者並注意開立劑量。

第三部分：虛勞

　　產後腹中㽲痛，當歸生薑羊肉湯主之。並治腹中寒疝，虛勞不足。

　　當歸生薑羊肉湯是用來溫補的方子，其組成為當歸三兩、生薑五兩、羊肉一斤，但許多現代女性害怕排斥羊肉膻味，在臨床上更常用《千金》中的內補當歸建中湯作為產後虛勞型腹痛的處方，亦可治療小產後淋漓不斷的情形。

　　內補當歸建中湯條文中以吸吸少氣形容腹中刺痛不止，是極度疼痛的感覺，甚至痛到牽引腰背，故曰少腹中急，摩痛引腰背，進而不能食飲，在產後一個月內，日服四、五劑內補當歸建中湯，以溫中補虛、緩解疼痛。組成是當歸四兩、桂枝三兩、芍藥六兩、生薑三兩、甘草二兩及大棗

十二枚，即桂枝倍芍藥散加當歸。若大虛時，可加飴糖，即形成小建中湯的概念，故臨床上可用小建中湯加當歸、黃耆（歸耆建中湯）或川芎（即芎歸建中湯）以溫中補虛；當去血過多，崩傷內衄不止時，可加生地六兩、阿膠二兩，此 3：1 的比例是良好的止血藥對，故產後的惡露不盡可加入 3：1的生地和阿膠，而現代中醫則更常見以炭黑藥物作為止血藥物。

附錄

《千金》內補當歸建中湯

治婦人產後虛羸不足，腹中刺痛不止，吸吸少氣，或苦少腹中急，摩痛引腰背，不能食飲，產後一月，日得服四五劑為善，令人強壯宜。

當歸四兩 桂枝三兩 芍藥六兩 生薑三兩 甘草二兩 大棗十二枚

上六味，以水一斗，煮取三升，分溫三服，一日令盡。

若大虛，加飴糖六兩，湯成內之，於火上暖，令飴消。

若去血過多，崩傷內衄不止，加地黃六兩、阿膠二兩，合八味。湯成，內阿膠。

若無當歸，以川芎代之；若無生薑，以乾薑代之。

第十二堂課 婦人產後病脈證并治 第二十一

主題：產後乳中虛

> 婦人乳中虛，煩亂嘔逆，安中益氣，竹皮大丸主之。
>
> 竹皮大丸方
>
> 生竹茹二分 石膏二分　桂枝乙分　甘草七分　白薇乙分
>
> 上五味，末之，棗肉和丸，彈子大，以飲服一丸，日三夜二服。有熱者，倍白薇；煩喘者，加柏實一分。

【提要】

　　本條文為婦女產後因乳腺阻塞而造成缺乳的情形，藉由竹茹的深入探討，來說明通暢乳腺之機轉。此外，補充說明乳腺阻塞的慢性發炎，與細菌感染的急性乳腺炎，其臨床治療方式之不同。

【解析】

　　竹皮大丸在臨床鮮少使用，主要歸因於對條文的不理解，由條文關鍵「乳」字可知：該方用於產後哺乳。溯源乳字之甲骨文像乳子之形，如同母親雙手環抱著小孩哺乳的畫面，參考圖 12-1 所示。

　　婦女由於產子過程失血，而呈現產後虛損的狀態，因心主血脈，故條文中煩亂是源於心煩，古人認為與血液循環系統有關；嘔逆則是與消化系統有關，亦可說是與陽明胃脈相關。而哺乳又是如何與胃脈相關聯呢？要先理解乳汁是源自中焦，才可明白該處方之組成用意，當中焦乳汁化源不足，導致乳汁無法上行，可能之病因包括乳汁分泌量減少、乳腺阻塞不

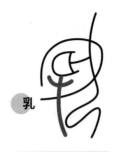

乳汁生化於中焦

圖 12-1.　乳之象形示意圖

通、乳腺炎、初期的產後憂鬱症因煩亂而不願意哺乳，上述原因除了化膿性乳腺炎以外，治療均可應用本方加減。

　　處方架構在血液循環系統與腸胃消化系統。首先，煩亂影響血液循環，故利用一分桂枝合七分甘草來調動血路，儘管劑量換算在考證上有所爭議，臨床上採用 1：7 之比值即可，該想法源自於宋版《傷寒論》(64)發汗過多，其人叉手自冒心，心下悸，欲得按者，桂枝甘草湯主之；其次，是與消化系統相關的嘔逆，針對實證使用石膏來清陽明熱、虛證使用白薇來清虛火，以及針對虛實夾雜而使用竹茹。故該處方即是用桂枝甘草湯合此三藥，來處理乳腺不通，另外，針對回乳，亦可使用此處方。而本堂課的重點在於分析竹茹和白薇二味藥，了解其可暢通乳腺之機轉。

第一部分：竹茹

　　竹是禾本科草本植物，竹類的中藥包括竹葉、竹茹和竹瀝。在學習中藥時，透過認識植物的結構，可對其特性有更深的體會。竹子分節，節和節之間是實心的結構，但竹莖為空心，竹子有類似導管的輸送功能，故《本經疏證》提到竹茹為輸送津液上朝之道路，津液則包括營養與血液。竹茹則是將竹子外層青皮去除後，將所剩下的中間層削下來，捲成一顆一顆的藥材，故臨床上竹茹水煎藥的單位為顆，而非錢，亦可見到本條文使用竹茹的單位為分（份）。

　　由於竹子特殊的結構，故欲由下而上輸送津液可有兩種路徑，參考圖12-2 所示之在外路徑與在內路徑。在外路徑為主要津液輸送之道路，而在內路徑運輸相對地較為困難，當在內路徑內實而阻塞，外實的在外路徑

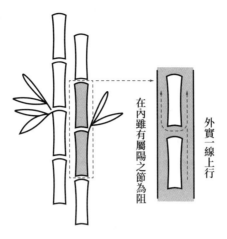

在內雖有屬陽之節為阻

外實一線上行

圖 12-2.　竹之內外路徑

仍可一線直上，竹茹所取的即是在外路徑，可突破在內路徑障礙，有除中氣之阻之功效。當在內氣機不通暢，可藉由調動外在的氣機，來打通內部的阻塞，故《本經疏證》指竹茹有在外旋轉在內之氣之說，在內雖有屬陽之節為阻，其外實一線上行，故竹茹即是藉由外在輸送的通道，以克服中間之障礙。脾屬升、胃屬降，一升一降地調控脾胃之功能，一旦有任何因素造成堵塞，使升降功能失調時，可藉由竹茹打通阻塞。竹茹藥性歷代有所爭議，《神農本草經》記載為苦平，與現代認為的甘寒不同。由上述解析，可知本文之乳中虛起因於乳腺阻塞所致，竹茹透過外在的輸送，以疏通內部的阻塞，促使乳腺通暢。

> 《本經》竹葉，味苦，平。主治咳逆上氣，溢筋急，惡瘍，殺小蟲。

【解析】

　　《本經》雖寫竹葉，實則綜合描述整株植物的功效，咳逆上氣為竹葉之主治，溢筋急為竹茹之主治，惡瘍為竹筍之主治。溢筋急有兩種解釋方式，益筋急表示對筋急有幫助；亦可將溢解釋為津液或血液溢出，導致津液不足而引起筋脈拘急，例如中風患者因陰液不足，而常有抽筋的表現。竹茹味苦，可清虛熱，適合用來處理中風急性期，當傷後發炎反應導致過

多代謝產物累積，此時細胞表現虛損又帶有熱象；若為中風後期陰液不足，應再加入養血柔筋之劑。此外，因其可去除中焦之氣阻，竹茹也可用來治療嘔逆。而竹筍有透膿之功效，故曰主治惡瘍。

竹葉色青，《本經疏證》論竹葉為震卦，震為☳，用卦爻來推導其意象，有春天一掃冬天陰霾之意象，並云從在上解陰翳，而暢在中之陽，筆者認為應將此句改為<u>以暢在下之陽</u>較為合理，經過多天冰霜凝集於竹葉，如同陰霾覆蓋在竹之上，故有陰爻於上，而在開春打雷以後，便會冒出竹筍，此時便能暢在下之陽爻。下堂課將探討《金匱》婦人產後篇之竹葉湯，產婦外感風寒時，因寒邪束表使毛孔閉合，此時不是使用麻黃開利毛孔，而可使用竹葉來掃除寒邪、疏暢陽氣。

竹瀝是將竹子用火烤後，逼出竹子的津液，類似絲瓜水的道理，亦等同於人類的血液，用於中風患者可補充津液，目前藥廠有生產製作。現代人則是利用燒炭的竹子，即竹炭，或是將竹醋液加水稀釋來洗頭，有抑制頭皮黴菌生長的效果，亦可用於治療漏性皮膚炎。

第二部分：白薇

> 《本經》白薇，味苦，平。主治暴中風，身熱，肢滿，忽忽不知人，狂惑邪氣，寒熱酸疼，溫瘧洗洗，發作有時。

【解析】

統整《本經》描述之白薇主治，並做順序上的調整，可分為以下三小段：

一、暴中風，忽忽不知人，狂惑：暴中風指急速的真中風，而非外感引起的中風，中風發作時會突然不知人，清醒後依照損傷腦部的部位不同，引發不同的反應，若損傷顳區，則會影響語言表達；若損傷前額葉，則會影響行為控制和情感表現，例如產生情緒障礙的狂症，或知覺失調如血管性失智的惑症。

二、身熱，肢滿，酸疼：由於外感造成身熱，後續導致肢滿酸疼的表現。

　　三、寒熱，邪氣，溫瘧洗洗，發作有時：寒熱、邪氣是屬於溫瘧，洗洗是描述溫瘧患者身體微汗出的狀態，故白薇可清除體內的虛熱。臨床可見白薇不良反應為服藥後導致嘔吐感，使用上需注意。

　　本條文最後論及有熱者，倍白薇；煩喘者，加柏實一分。柏實是側柏葉之子，即柏子仁，有安神的效果。

【補充－化膿性乳腺炎】

　　本條文之竹皮大丸是治療乳腺阻塞引起的缺乳，不同於乳腺阻塞引起的慢性發炎反應，化膿性乳腺炎則是屬於細菌感染，急性期使用金銀花酒一兩合栝蔞實一兩，金銀花酒是金銀花加甘草，金銀花的起始劑量是一兩，視臨床表現逐步往上調整為二兩、四兩，一般來說，調整至四兩後療效較佳，需告知病患會有緩瀉的狀況，同時，每一兩的金銀花加入 10 毫升的米酒頭共同煎煮，當提高到四兩金銀花後，則加入 50 毫升米酒頭，以增加金銀花的有效成分溶出。當感染後期傷口尚未修復，進入緩解期則使用四妙勇安湯，為金銀花、甘草、玄參及當歸組成，另外再加入黃耆，則具有托裡消毒的功效，可幫助傷口收口。民間有錦囊妙方三三散，組成為黃耆、當歸、金銀花各三兩，再加入秘方全蠍或蜈蚣 0.1 克，可解所有瘡癰腫毒，在經西醫抗生素治療後傷處仍未收口的患者，可用此拖裡消毒法來幫助收口，亦可搭配西醫的清創法，以達到更好的療效。

表 12-1.　乳腺炎之臨床處方用藥原則

非感染性乳腺不暢	
乳汁分泌量減少、乳腺阻塞不通、產後憂鬱輕症缺乳：竹皮大丸	
化膿性乳腺炎	
急性期：金銀花酒＋栝蔞實	緩解期：四妙勇安湯

第十三堂課　婦人產後病脈證并治
第二十一

主題：產後風、產後中風發熱、產後下利、坐月子法則

產後風續之數十日不解，頭微痛，惡寒，時時有熱，心下悶，乾嘔，汗出，雖久，陽旦證續在耳，可與陽旦湯即桂枝湯方，見下利中。

產後中風發熱，面正赤，喘而頭痛，竹葉湯主之。

竹葉湯方

生葉乙把　葛根三兩　防風乙兩　桔梗　桂枝　人參　甘草各乙兩　附子一枚炮　大棗十五枚　生薑五兩

上十味，以水一斗，煮取二升半，分溫三服。溫覆，使汗出。頸項強，用大附子一枚，破之如豆大，煎藥揚去沫。嘔者，加半夏半升洗。

產後下利虛極，白頭翁加甘草阿膠湯主之。

白頭翁加甘草阿膠湯方

白頭翁二兩 黃連　蘗皮　秦皮各三兩　甘草二兩　阿膠二兩

上六味，以水七升，煮取二升半，內膠令消盡，分溫三服。

附方《千金》三物黃芩湯

治婦人在草蓐，自發露得風，四肢苦煩熱，頭痛者，與小柴胡湯；頭不痛，但煩者，此湯主之。

黃芩乙兩 苦參二兩　乾地黃四兩

上三味，以水八升，煮取二升，溫服一升，多吐下蟲。

【提要】

　　本堂課將婦人產後感染的主題，分為三部分來討論，分別是上呼吸

道感染、下泌尿道感染、產道傷口感染，說明其臨床症狀、病機與治療處方。此外，補充臨床上常用於婦女產後坐月子的臨床思路與藥方。

第一部分：上呼吸道感染

> 產後風續之數十日不解，頭微痛，惡寒，時時有熱，心下悶，乾嘔，汗出，雖久，陽旦證續在耳，可與陽旦湯即桂枝湯方，見下利中。

【提要】

本條文描述婦人產後發生上呼吸道感染的病症，為妊娠後期受到風邪侵襲，持續到產後的外感後期表現，在《金匱》中特稱為陽旦證，給予陽旦湯以解表治療。此條文之重點在於解釋何為陽旦證，可藉由條文中的蛛絲馬跡來反推而論。

【解析】

產後風續之，續有接續、持續之義，可知婦人在妊娠後期即將臨盆時，已受到風邪的侵襲，且風邪持續存在，直到生產後十多天仍未解，其外感的臨床表現仍在，但症狀較輕微，此即為陽旦證。產後的外感陽旦證，包括頭微痛、時時有熱、惡寒、汗出、乾嘔吐，比對太陽病桂枝湯條文虛擬軸線：(1) 太陽之為病，脈浮，頭項強痛而惡寒 -(2) 脈緩 -(12) 乾嘔 -(13) 太陽病，頭痛，發熱，汗出，惡風，桂枝湯主之，可得出桂枝湯證的頭痛、發熱、惡風／寒、汗出、乾嘔之臨床表現，差異處僅在於產後陽旦證包含暗示邪往內走的心下悶，且無提及脈象脈浮緩，故可知陽旦證即為桂枝湯證，參考圖 13-1。

陽旦證病機隱含產後血虛，使風邪易於由外往內傳，此時乾嘔的發生與桂枝湯證機轉相同，由於外邪引起消化道氣機上逆，而非妊娠早期 12 週前孕吐表現，治療應給予桂枝湯，同理亦可應用於感冒後期之階段；若臨床上病人無汗，可予麻黃湯，但對於產後血虛須格外謹慎。此外，後人註解陽旦證為桂枝湯加黃芩或附子，實為謬誤，可由本條文驗證得知。

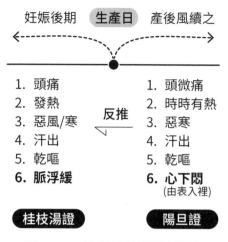

圖 13-1.　比對桂枝湯證與陽旦證

產後中風發熱，面正赤，喘而頭痛，竹葉湯主之。

竹葉湯方

生葉乙把 葛根三兩　防風乙兩　桔梗　桂枝　人參　甘草各乙兩

附子一枚炮　大棗十五枚　生姜五兩

上十味，以水一斗，煮取二升半，分溫三服。溫覆，使汗出。頸項強，用大附子

一枚，破之如豆大，煎藥揚去沫。嘔者，加半夏半升洗。

【提要】

　　本條文亦為描述婦人產後發生上呼吸道感染的病症，為婦人的產後中風，與竹葉湯疏風解表、治療咳喘。

【解析】

　　上條陽旦證為產婦外感後期之表現，而本條文竹葉湯適用於真正的產後中風患者，兩者差別在於前者重於解表，後者重於解喘。然而，此條文之喘並非我們所認為的「氣喘」病名，而是形容咳逆上氣、嗆咳的氣管痙攣症狀；現代醫學的氣喘（Asthma），對應到中醫名詞是稱為「肺脹」，

見《金匱・肺痿肺癰咳嗽上氣》，使用越婢加半夏湯、小青龍加石膏湯治療。

　　婦人產後本質上氣血兩虛，又當遭遇外感，會產生發熱、頭痛的表證，修正本條文前後次序為產後中風，發熱頭痛，又若患者因咳嗽太嚴重，使呼吸道痙攣，甚至呼吸困難時，會出現缺氧（Air hunger）而面紅耳赤，故曰面正赤，故修正條文次序為面正赤而喘。

> 修正條文次序如下：
> 產後中風，<u>發熱頭痛，面正赤而喘</u>，竹葉湯主之。

　　處方竹葉湯是桂枝湯去除芍藥，加桔梗、防風、葛根，再加入人參、竹葉與附子，共十味藥，推測為後世醫家所創制的處方。何以去芍？參照《傷寒論》太陽病，下之後，脈促胸滿者，桂枝去芍藥湯主之，芍藥主治邪氣腹痛，除血痹，破堅積，寒熱，疝瘕，止痛，利小便，益氣，作用部位從腹部延伸至膀胱，適用於橫膈以下之部位，不適用於喘、咳逆上氣，且可能伴隨胸滿，故應予以去除；加入人參、附子是由於婦人產後氣血兩虛的緣故；至於加入竹葉之考量，參照《本經》竹葉主治咳逆上氣。

　　臨床上治療產婦中風，亦是使用桂枝湯加減，而非麻黃湯、麻杏甘石湯等，原因在於產後婦人血虛，若用麻黃劑較易產生過汗的併發症，造成產婦心悸、失眠等副作用，相關副作用可參宋本《傷寒論》(46) 發煩、目瞑、衄。臨床上會以甘麥大棗湯來緩解麻黃的副作用，其中的主要功效來源為治療因心悸而煩的浮小麥，此概念取自《金匱・肺痿肺癰篇》厚朴麻黃湯，方中以麻杏甘石湯加減浮小麥以監制麻黃劑之副作用。

　　科中製備桂枝湯已納入芍藥，未去芍情況下，針對於咳劇而胸悶的患者，可再加入理氣藥，如檀香；痰多者加入具蕩滌胸中垢膩功效之栝蔞實；若有頭項強痛，可再加入葛根，取法太陽痙病桂枝加葛根湯。

第二部分：下泌尿道感染

> 產後下利虛極，白頭翁加甘草阿膠湯主之。
>
> 白頭翁加甘草阿膠湯方
>
> 白頭翁二兩 黃連 蘗皮 秦皮各三兩 甘草二兩 阿膠二兩
>
> 上六味，以水七升，煮取二升半，內膠令消盡，分溫三服。

【提要】

本條文為產婦產後虛極，兼具熱痢之病證，以白頭翁湯加甘草阿膠湯作清熱痢、補虛治療。

【解析】

此條文須參照宋版《傷寒論》熱利下重者，白頭翁湯主之與下利欲飲水者，以有熱故也，白頭翁湯主之。上述兩條文中之利為痢，中以有熱故也為註解前述之利，故可知白頭翁湯之病機為「熱」。

然而，許多醫家認為熱利僅是指西醫中沙門氏桿菌或其他病毒引起之腹瀉、痢疾，實際上，白頭翁湯可用以處理下焦之熱，包括前、後陰皆可通用，前陰指小便、後陰指大便。後陰最常應用於潰瘍性結腸炎，由於此病為虛極之下利，故應在白頭翁湯中加入甘草、阿膠；前陰則用於泌尿道感染，尤其是細菌性發炎、伴隨血尿，此時應以大劑量白頭翁湯作為主力，劑量至少 10 克效果才會明顯。若患者體質伴隨陰虛，可加入甘草、阿膠，如本條文所描述產婦產後之狀態，故本條文應修正為產後虛極下利，白頭翁加甘草阿膠湯主之。故白頭翁湯用以處理「熱」之標，甘草、阿膠處理「虛」之本。若患者為陽虛體質，可用附子、乾薑，此概念源自《千金》白頭翁湯，故臨床上可用於少陰陽虛之腎臟病患者。此外，前陰之熱證亦可見於攝護腺指數（PSA）升高之患者，如攝護腺肥大、攝護腺炎，可想像發炎指數如火山口底下蘊藏熱能，隨時可能噴發，故若能將熱能去除，火山口便不會爆發，參考圖 13-2。

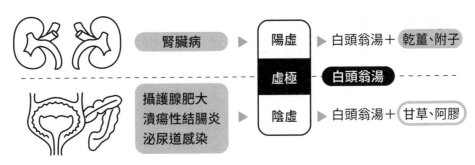

圖 13-2. 臨床白頭翁湯應用加減

修正條文

產後虛極下利，白頭翁加甘草阿膠湯主之。

白頭翁湯組成為白頭翁、秦皮、黃連與蘗皮，其中，白頭翁與秦皮入厥陰血分，俗稱三黃之芩、連、蘗可去除三焦之火，但若要能入奇恆，則須加入白頭翁與秦皮。白頭翁頭部頂端密生白色長絨毛，其藥用部位是根，藥物特性包括升散之性、驅風、入厥陰血分、化大腸之熱而不傷脾氣。一般而言，苦寒藥會敗壞胃氣，而使胃腸蠕動減慢、胃酸增加、甚至胃食道逆流、噁心嘔吐或食慾變差等副作用，如服用抗生素或消炎藥引發的腸胃道症狀，然而，白頭翁能化大腸之熱而不傷脾氣，亦即於除熱之同時，並不會影響到腸胃蠕動功能，故為臨床上之處方，參考圖 13-3。

白頭翁之藥物特性

1 升散之性

2 驅風

3 入厥陰血分

4 化大腸之熱而不傷脾氣

圖 13-3. 白頭翁四大藥物特性

第三部分：產道傷口感染

> 附方《千金》三物黃芩湯
>
> 治婦人在草蓐，自發露得風，四肢苦煩熱，頭痛者，與小柴胡湯；
> 頭不痛，但煩者，此湯主之。
>
> 黃芩乙兩　苦參二兩　　乾地黃四兩
>
> 上三味，以水八升，煮取二升，溫服一升，多吐下蟲。

【提要】

　　本條文描述產婦會陰部傷口撕裂傷之感染，特別是在古代容易有細菌、微生物的感染，以三物黃芩湯治療。本方之重點在於苦參具殺蟲與清熱解毒之作用。

【解析】

　　古代婦女生產後，會使用薰過的草蓐，來盛接產後惡露及分泌物，如現代人使用的產褥墊，故曰婦人在草蓐。自「發」露得風是指古代婦女坐月子時不得清洗毛髮，故意為自「髮」露得風，亦即「自露髮得風」，風指病邪，臨床上風邪有兩種含義：其一為外感風邪；其二「風」即為「蟲」，指微生物感染。由「風」字來看，可視為一個房子底下藏著一隻「虫」，故亦可指病蟲、細菌或黴菌的感染。在本條文中的髮，並非單指頭髮，而是會陰部的毛髮，故自髮露得風是指會陰毛髮不潔而引發外來感染，感染後出現四肢苦煩熱之症狀。若為外感風邪引起四肢苦煩熱，兼見頭痛等外感表現，則採用小柴胡湯治療。若為微生物感染傷口，引起局部發炎、發燒、四肢煩熱，則採用具有殺蟲作用之三物黃芩湯治療。修正後條文如下：

> 修正條文
> 附方《千金》三物黃芩湯
> 治婦人在草蓐，自髮露得風，四肢苦煩熱，頭痛者與小柴胡湯；
> 頭不痛，但煩者，此湯主之。

　　三物黃芩湯之組成為黃芩 1 兩、苦參 2 兩、生地 4 兩，生地在古代又稱為乾地黃，而苦參除了清熱解毒之外，還有殺蟲之作用。在《金匱・百合狐惑陰陽毒病篇》有提到苦參洗，在臨床上可以用作皮膚癢之洗劑，人體衛外膚表環繞延伸至生殖道內層的皮膚黏膜，煮過的苦參湯液可作為陰道沖洗劑，適用於外來病菌的感染。

　　以上，即為《金匱・產後篇》所提及之內容。另外，補充臨床上產後婦女可能面臨之議題，包括產後坐月子、產後水腫、產後回乳或餵母乳、產後淋瀝不盡等。產後水腫的婦女一般主述為產後身材變胖、瘦身困難；產後回乳的媽媽一般是由於乳汁分泌過多造成困擾；產後淋瀝不盡亦包括小產後服用 RU-486 藥物或吸引手術後造成的後遺症，這些都是臨床上會遇到的案例，接下來補充產後坐月子的分期與處方。

【產後坐月子】

　　臨床上將產後坐月子分為四期，每一期分別為一週，一般而言總共坐四週的月子，每一期的處方分別稱為產後一方、二方、三方與四方。產後一方使用生化湯加減，生化湯的標準組成為炙甘草、炮薑、當歸、川芎、桃仁、紅花，拆解處方來看，可將炙甘草、炮薑視為一組，當歸、川芎視為一組，桃仁、紅花視為一組，有利記憶。額外可再加減幫助母體的益母草，有餵母乳需求可加入路路通，亦可加入幫助子宮收縮的艾葉；產後二方為健脾胃的四神湯，主要藥材包括山藥、茯苓、芡實、蓮子，再去做加減；產後三方為調和氣血的八珍湯加牛膝、續斷、黃耆等。二方與三方可交替使用，例如服用兩、三天的四神湯後，改用八珍湯加減服用兩、三天，以此方式交替，總共兩周的時間。而產後四方為顧髮方，為十全大補湯加牛膝、續斷、何首烏、女貞子、旱蓮草，可以幫助產婦減緩產後落髮。

　　在診所的標準做法為上述之四期、每期各七天，共 28 天的時間。若欲拉長坐月子天數，亦可將產後二方、三方、四方各拉長為兩週，而產後一方仍維持一週，如此一來，便為七週的坐月子時程。關於服用產後藥帖的時機，建議自然產的產婦在產後有排氣即可服用；而剖腹產的產婦由於子宮會清除較乾淨、惡露很少，觀察無傷口感染疑慮後開始使用，故一般延後兩天才開始使用產後一方。若到門診就醫時，已經產後多日，就以就診日開始算坐月子的時程第一天，以此類推（表 13-1）。

　　建議產婦在產後 7-10 天以後，才可開始食用酒與麻油，故產後一方一般都是原藥方燉煮、直接服用，不建議加入食材一起煮；而產後二、三、四方可加入食材燉煮，原方服用亦可，若要將坐月子從 4 週拉長至 7 週，可將一藥帖分兩天煎煮服用，即可拉長為 7 週的坐月子時間。

表 13-1.　產後坐月子時間軸與處方藥物參考

產後月子四分期		
分期	服用時間長度	處方
第一期	1 週		生化湯加減：炙甘草、炮薑、當歸、川芎、桃仁、紅花（益母草、路路通）
第二期	2 週 -4 週	第二期與第三期藥帖可交互搭配	四神湯加減：山藥、茯苓、芡實、蓮子
第三期			八珍湯加減：八珍湯加牛膝、續斷、黃耆
第四期	1 週 -2 週		顧髮方：十全大補湯加牛膝、續斷、何首烏、女貞子、旱蓮草

第十四堂課　婦人雜病脈證并治第二十二

主題：傷寒熱入血室

婦人傷寒發熱，經水適來，晝日明了，暮則譫語，如見鬼狀者，此為熱入血室，治之無犯胃氣及上二焦，必自愈。

婦人中風，發熱惡寒，經水適來，得之七八日，熱除、脈遲、身涼和，胸脇滿，如結胸狀，譫語者，此為熱入血室也。當刺期門，隨其實而取之。

婦人中風，七八日續來，寒熱發作有時，經水適斷，此為熱入血室，其血必結，故使如瘧狀，發作有時，小柴胡湯主之。

陽明病，下血譫語者，此為熱入血室，但頭汗出，當刺期門，隨其實而瀉之，濈然汗出者愈。

【提要】

　　從第十四堂課至第十六堂課，共有三堂課之篇幅，解說「熱入血室」之概念。藉由經文之間的對稱性、語法學分析，以及與《傷寒論》經文相互校對之方法，以修訂《金匱》中四條提及「熱入血室」之條文。

【解析】

　　「熱入血室」不僅出現於《金匱》四條條文之中，在宋版《傷寒論》太陽病與陽明病，亦可找到文字雷同的條文。推敲原始條文應是來源於《金匱》婦人篇，由後人多方演繹，爾後補入於宋版《傷寒論》，關於「熱入血室」條文出處仍有許多爭議，往下接續一探究竟。

　　比對《金匱》與《傷寒》條文，並將《金匱》條文編碼如下（表14-1）：

表 14-1.　《金匱要略》與《傷寒論》熱入血室經文對照

《金匱》經文一	婦人傷寒發熱，經水適來，晝日明了，暮則譫語，如見鬼狀者，此為熱入血室，治之無犯胃氣及上二焦，必自愈。
《傷寒》(145)	婦人傷寒，發熱，經水適來，晝日明了，暮則譫語，如見鬼狀者，此為熱入血室，無犯胃氣，及上二焦，必自愈。
《金匱》經文二	婦人中風，發熱惡寒，經水適來，得之七八日，熱除、脈遲、身涼和，胸脇滿，如結胸狀，譫語者，此為熱入血室也。當刺期門，隨其實而取之。
《傷寒》(143)	婦人中風，發熱惡寒，經水適來，得之七八日，熱除而脈遲身涼，胸脇下滿，如結胸狀，譫語者，此為熱入血室也，當刺期門，隨其實而取之。
《金匱》經文三	婦人中風，七八日續來，寒熱發作有時，經水適斷，此為熱入血室，其血必結，故使如瘧狀，發作有時，小柴胡湯主之。
《傷寒》(144)	婦人中風，七八日續得寒熱，發作有時，經水適斷者，此為熱入血室，其血必結，故使如瘧狀，發作有時，小柴胡湯主之。
《金匱》經文四	陽明病，下血譫語者，此為熱入血室，但頭汗出，當刺期門，隨其實而瀉之，濈然汗出者愈。
《傷寒》(216)	陽明病，下血譫語者，此為熱入血室，但頭汗出者，刺期門，隨其實而瀉之，濈然汗出則愈。

首先，要先探討熱入血室是為了解決臨床上的何種問題？古代醫家觀察婦女在月經期間容易發生外感，以現代醫學來解釋，為婦女的免疫力低下引起，導致月經週期失調，包括影響月經週期規律度（適來、適斷）或是經血量狀態發生異常（下血），古人將此現象稱為熱入血室。參考圖14-1。

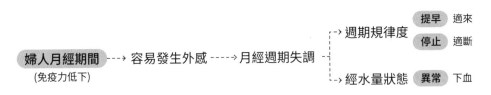

圖 14-1.　熱入血室導致月經失調

接下來，透過三種經文分析的方法，分別為經文之間的對稱性、語法學分析，以及與《傷寒論》經文相互校對之方法，以修訂四條與熱入血室相關之經文。

本堂課將探討前兩部分，即經文之間的對稱性和語法學分析，並以「經文一」為例解說語法學分析；後面兩堂課程會逐一透過與《傷寒論》經文相互校對之方法，以修訂四條經文。

第一部分：經文之間的對稱性

分析四條經文，呈現如下（表 14-2）：

表 14-2.　熱入血室四條經文之間分析

經文一					
婦人傷寒發熱，經水適來，晝日明了，暮則譫語，如見鬼狀者，此為熱入血室，治之無犯胃氣及上二焦，必自愈。					
婦人	傷寒	經水適來	伴隨臨床表現	熱入血室	治則或處方用藥
經文二					
婦人中風，發熱惡寒，經水適來，得之七八日，熱除、脈遲、身涼和，胸脇滿，如結胸狀，譫語者，此為熱入血室也。當刺期門，隨其實而取之。					
婦人	中風	經水適來	伴隨臨床表現	熱入血室	治則或處方用藥
經文三					
婦人中風，七八日續來，寒熱發作有時，經水適斷，此為熱入血室，其血必結，故使如瘧狀，發作有時，小柴胡湯主之。					
婦人	中風七八日	經水適斷	伴隨臨床表現	熱入血室	治則或處方用藥
經文四					
陽明病，下血譫語者，此為熱入血室，但頭汗出，當刺期門，隨其實而瀉之，濈然汗出者愈。					
OO	陽明病	下血	伴隨臨床表現	熱入血室	治則或處方用藥

由上表分析，可見四條經文之間的對稱性，且具有共同特徵，皆討論三大概念：熱入血室、月經週期失調的狀態與月經失調伴隨的臨床表現。其中，月經週期失調的狀態在現代而言，包括期、量、質、色；在經文中，則是包括週期不規律（經水適來、經水適斷）與血量之改變（下血）。此外，經文四缺漏婦人，但根據經文對稱性可知，經文一至三起首句均以婦人身分作為探討，故有後世醫家不了解經文的全貌，誤認為第四條經文是陽明病的熱入血室，探討對象亦涵蓋男子，實則謬誤。實際上，第四條「陽明熱入血室」一樣是在探討婦人月經週期的失調問題，與男子

無關，因男子是擁有「精室」，而非「血室」。

第二部分：語法學分析

四條經文皆有固定的語法模式，包含七項要件（表 14-3），若經文闕漏任一要件，表示該經文並不完整，需再找出其他證據以校訂及修正。

第一、起首句，以確認身分是婦人。

第二、干擾血室的路徑，包括太陽病、少陽病和陽明病，其干擾婦人血室運作的路徑，導致月經週期失調，稱為三陽路徑；其中，太陽病又分為傷寒與中風，故共有四種干擾血室的路徑。

第三、判斷依據，藉由觀察特定的臨床表現，以鑑別是三陽中的何種路徑干擾婦人血室運作，故此判斷依據是極關鍵的要件之一。

第四、月經失調的狀態，包括月經規律度和經血量的描述。

第五、月經失調伴隨的臨床表現，以情志方面的影響為主，古人將婦女因情緒波動大而有碎碎念的情形，稱作譫語，與現代醫學所稱之「譫妄」是不同的。

第六、確認熱入血室，藉由病邪干擾血室路徑、月經失調狀態與伴隨之臨床表現等三項必要條件，進一步確認熱入血室。

第七、提出治則與處方用藥。

表 14-3. 熱入血室語法七要件

熱入血室七要件	
一	起首句，以婦人為研究對象
二	干擾血室路徑：太陽（傷寒／中風）、少陽、陽明
三	判斷依據
四	月經失調狀態
五	月經失調伴隨臨床表現
六	確認熱入血室
七	治則與處方用藥

此外，使用語法分析方法之要領，為找出最完整符合七要件的經文作為模板，故以「經文一」婦人傷寒熱入血室為例，分析七項要件之內容，

根據前述的七要件，將經文一作分析與闡釋，可參照下表（表 14-4）：

表 14-4.　經文一熱入血室七要件舉例分析

要件一	要件二	要件三	要件四	要件五	要件六	要件七
起首句	干擾血室路徑	判斷依據	月經失調狀態	月經失調伴隨臨床表現	確認熱入血室	治則與處方用藥
婦人	傷寒	發熱	經水適來	晝日明了，暮則譫語，如見鬼狀者	此為熱入血室	治之無犯胃氣及上二焦，必自愈

要件一：起首句

傷寒熱入血室起首句以婦人為身分，符合經文語法。

要件二：干擾血室路徑

傷寒表示外邪由太陽病的傷寒類型作為干擾血室的路徑。

要件三：判斷依據

經文以發熱作描述。然而，單純以發熱即可作為傷寒病之判斷依據嗎？陽明病、少陽病亦可出現發熱之表現，故表示單純發熱之判斷力不足。若根據經文二「婦人中風，發熱惡寒……」作為對稱關係的比對，可知經文一缺漏或省略惡寒證，故須將惡寒補入經文一中，才符合太陽表證需同時存在發熱與惡寒兩證的原意。若探討經文一缺漏惡寒之原因，可能是因為婦人傷寒本身具有「寒」的語意，故將惡寒省略；但在經文二「婦人中風，發熱惡寒……」，中風並無「寒」的語意，故並未將惡寒省略。

要件四：月經失調狀態

經水適來描述婦人因傷寒干擾血室，造成月經提早到來的失調狀態，例如從原來 28 天的月經週期，提早為 21 天。

要件五：月經失調伴隨臨床表現

晝日明了，暮則譫語，如見鬼狀者，描述婦人白天表現正常，午後

出現多言、碎碎念、煩躁不安等情緒起伏表現；如見鬼狀者並非真的見到鬼，而是旁人所視患者表現相當異常。以上皆為伴隨之症狀，故符合經文語法。此外，畫日明了，暮則譫語已成對稱句型，故如見鬼狀者可能為後人補入，亦可省略。

要件六：確認熱入血室

因符合病邪干擾血室路徑、月經失調狀態與伴隨臨床表現等三項要素，進一步確認此為熱入血室。

要件七：治則與處方用藥

條文描述治之無犯胃氣及上二焦，必自愈，此句顯然有疑義。胃本屬中焦，卻言上二焦，即上焦與中焦，則與胃之中焦重疊，故理應修正為治之無犯胃氣及上下焦。根據文字學論證，甲骨文「上」字寫作 ⌣，「下」字寫作 ⌢，後來加上一豎才成為現今的上、下字；疑為「下」字脫落而錯簡為「二」字，因此被誤解成為上二焦。此外，為何此經文無提及任何治則或處方，僅說明無犯胃氣及上二焦，必自愈？原因是當婦女受到外感，造成一次月經週期紊亂，通常會在外感解除後，下次的月經週期自然如期而至。若要給予湯方治療，《傷寒論》系統可用麻黃湯治療太陽傷寒表證，經血週期即可恢復正常，故曰必自愈；若採用《金匱》系統，則可用竹葉湯來解表。

修正經文：

婦人傷寒，發熱，惡寒，經水適來，畫日明了，暮則譫語，如見鬼狀者，此為熱入血室，治之無犯胃氣及上二下焦，必自愈。

以上以語法學分析經文一之熱入血室七要件，後續課程將繼續闡述經文二至四。

第十五堂課　婦人雜病脈證并治第二十二

主題：中風熱入血室，少陽熱入血室

> 經文二
>
> 婦人中風，發熱惡寒，經水適來，得之七八日，熱除、脈遲、身涼和，胸脇滿，如結胸狀，譫語者，此為熱入血室也。當刺期門，隨其實而取之。

【提要】

經文二描述婦人中風熱入血室之條文，以語法規律之七項要件校訂與闡述之。

【解析】

要件一：身分（起首句）

中風熱入血室起首句以婦人為身分，符合經文語法。

要件二：干擾血室的路徑

中風表示外邪由太陽病的中風類型作為干擾血室的路徑。

要件三：判斷依據

經文以發熱惡寒作描述。然而，太陽中風之發熱惡寒無須提及症狀持續幾日，故條文得之七八日有疑義。首先，經文一太陽傷寒熱入血室並無提及時間，依照對稱性原則，本條文亦不須得之七八日；此外，經文三亦提到婦人中風，七八日續來，兩段經文顯然有部分重疊和錯簡，經文三

由於婦人中風七八日後，會轉入少陽，故經文二得之七八日為衍文，應刪除。

要件四：月經失調狀態

經水適來描述婦人因中風干擾血室，造成月經提早到來的失調狀態。由於本條文中風熱入血室與經文一傷寒熱入血室具對稱關係，故同樣以經水適來呈現；然而，臨床上亦可能以經水適斷或下血表現月經失調狀態。

要件五：月經失調伴隨臨床表現

譫語與經文一暮則譫語一致，而熱除、脈遲、身涼和可視為與經文一晝日明了相同語意，故由經文對稱性，可推斷經文二熱除、脈遲、身涼和前缺漏晝日，譫語前缺漏暮則。又外感太陽中風之脈象應為脈浮或浮緩，而非脈遲，故應刪除。綜合以上，應修正為晝日熱除，身涼和，暮則譫語。條文接續提到胸脇滿，如結胸狀，此為病位之描述，然而當病邪進入胸脇或脇下時，表示進入少陽，因此胸脇滿，如結胸狀並非屬於經文二語句，而是屬於經文三少陽熱入血室，故應刪除。

要件六：確認熱入血室

因符合病邪干擾血室路徑、月經失調狀態與伴隨臨床表現等三項要素，進一步確認此為熱入血室。

要件七：治則與處方用藥

當刺期門，隨其實而取之採用針刺治療，與經文一治之無犯胃氣及上二焦，必自愈不同；然而，用針刺治療具有爭議性，因期門不屬於太陽經之穴位，而是位在第六肋間隙、正中線旁開四寸之肝經幕穴，即便不取太陽經穴位，也應取肺經穴位作治療。此外，在經文四陽明熱入血室的治則是當刺期門，隨其實而瀉之，本條文是取之，何者為對？又《傷寒論》、《金匱》是以湯方醫學角度考量，不會採用針刺作為治療，如經文三少陽熱入血室亦採用湯方小柴胡湯治療，故刺期門可能為後世醫家補入，為錯

誤的治療，應改為與經文一相同的治療方法治之無犯胃氣及上下焦，必自愈，等待下次月經週期到來，便可恢復正常。

修正經文：

婦人中風，發熱，惡寒，經水適來，~~得之七八日~~，畫<u>日熱除</u>~~脈遲，身涼和~~，暮則譫語~~，胸脇滿，如結胸狀~~，此為熱入血室也。~~當刺期門，隨其實而取之。~~<u>治之無犯胃氣及上下焦，必自愈。</u>

經文三

婦人中風，七八日續來，寒熱發作有時，經水適斷，此為熱入血室，其血必結，故使如瘧狀，發作有時，小柴胡湯主之。

【提要】

經文三描述婦人少陽熱入血室之條文，以語法規律之七項要件校訂與闡述之。

【解析】

要件一：身分（起首句）

少陽熱入血室起首句以婦人為身分，符合經文語法。

要件二：干擾血室的路徑

首先，修正斷句為婦人中風七八日，續來寒熱，發作有時。中風七八日雖無法立刻辨識為少陽熱入血室，但根據兩項證據可確認，一為經文使用小柴胡湯作為治則，二為發熱、惡寒之型態，以續來寒熱，發作有時描述，發作有時應詮釋為固定時間發作，而非有時候發作、有時候不發作，如此更能貼近原意。

根據宋版《傷寒論》(96)、(99)、(103)、(266)，可知太陽傷寒或中風，經過數日仍不解，而轉入少陽，且其病位由表進到胸中、最後進入脅下，且以小柴胡湯作為治療，參考圖 15-1。舉例而言，(96) 傷寒五六日，中風，往來寒熱，胸脅苦滿，……小柴胡湯主之。(99) 傷寒四五日，身熱，惡風，頸項強，脅下滿，……小柴胡湯主之。(266) 本太陽病不解，轉入少陽者，脅下鞕滿，乾嘔不能食，往來寒熱，尚未吐下，脈沉緊者，與小柴胡湯。(266) 提到轉入少陽，即為完全進入少陽。因此，本條文描述婦人中風七八日，在語法上符合少陽作為干擾血室的路徑。

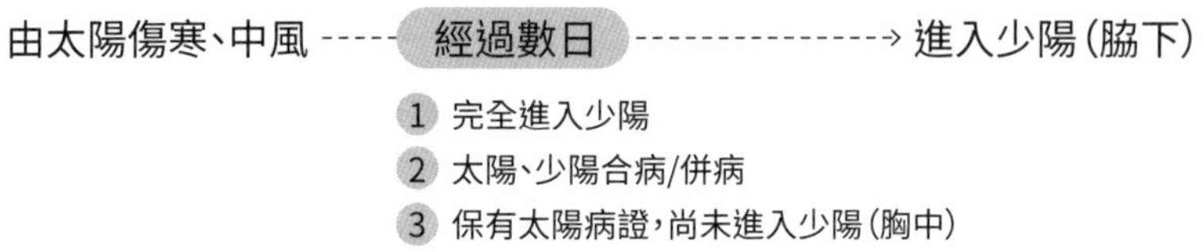

由太陽傷寒、中風 ----- 經過數日 -------------→ 進入少陽（脅下）

① 完全進入少陽
② 太陽、少陽合病/併病
③ 保有太陽病證，尚未進入少陽（胸中）

圖 15-1. 太陽轉入少陽途徑

要件三：判斷依據

本條文採用小柴胡湯治療，可確認續來寒熱，發作有時應修正為往來寒熱，發作有時。又條文後方描述故使如瘧狀，發作有時，與前方重複，且無須過度強調故使如瘧狀，故可刪除之。

根據經文二論述，補入胸脅滿，如結胸狀，然而，往來寒熱、胸脅滿已符合少陽病四大主證（脅下硬滿、乾嘔、不能食、往來寒熱）中的兩項，故無須再過度解釋如結胸狀，可能為後世醫家補入，可刪除。此外，少陽病的病位實際上應是在脅，不包含胸，胸為太陽病無汗而喘的病位，但大體而言，條文以胸脅滿描述少陽熱入血室尚可接受。

要件四：月經失調狀態

經水適斷描述婦人因少陽干擾血室，造成月經突然停止的失調狀態。

要件五：月經失調伴隨臨床表現

經文一、二、四皆包含譫語一證，描述婦人月經失調後伴隨情緒起伏波動，故補入缺漏之譫語者。而經文描述其血必結，是指婦人月經週期由

正常 5-6 天，縮短為 2-3 天即結束，經血量未完全排除乾淨，故經血結聚不下之意。

要件六：確認熱入血室

因符合病邪干擾血室路徑、月經失調狀態與伴隨臨床表現等三項要素，進一步確認此為熱入血室。

要件七：治則與處方用藥

婦人因外感太陽中風七八日未解，出現往來寒熱、發作有時、胸脇滿，表示病邪轉入少陽，進而干擾血室運行，導致月經提早結束，以小柴胡湯治療。在臨床上，可考慮使用柴胡四物湯為處方，或變方為小柴胡湯合桃紅四物湯。

> 修正經文：
>
> 婦人中風七八日，續往來寒熱，發作有時，經水適斷，胸脇滿，譫語者，其血必結，此為熱入血室，故使如瘧狀，發作有時，小柴胡湯主之。

第十六堂課　婦人雜病脈證并治第二十二

主題：陽明熱入血室

> 經文四
>
> 陽明病，下血譫語者，此為熱入血室，但頭汗出，當刺期門，隨其實而瀉之，濈然汗出者愈。

【提要】

　　經文四描述婦人陽明熱入血室之條文，以語法規律之七項要件校訂與闡述之。此外，補充《傷寒論》外邪透過六經傳變之意義。

【解析】

要件一：身分（起首句）

　　陽明熱入血室起首句缺少婦人身分；然而，經文一至經文三均以婦人身分當作起首句，故有後世醫家在不了解經文的全貌時，誤認為此經文探討對象亦涵蓋男子，實則謬誤。實際上，本條文同樣是探討婦人月經週期的失調問題，與男子無關，故必須在起首句補入婦人才符合原文語意。

要件二：干擾血室的路徑

　　陽明病表示外邪由陽明作為干擾血室的路徑。

要件三：判斷依據

　　根據《傷寒論》(185)、(188) 可知，當罹患太陽病的患者發汗不完全時，會有特殊的出汗狀態，如汗出濈濈然、濈然汗出，導致轉屬陽明。如：(185) 本太陽初得病時，發其汗，汗先出不徹，因轉屬陽明也。傷寒

發熱無汗，嘔不能食，而反汗出濈濈然者，是轉屬陽明也。(188) 傷寒轉繫陽明者，其人濈然微汗出也。(188) 濈然微汗出之微應刪除，《傷寒論》用微字在於太陽病桂枝湯證，須覆取微似汗。

由上述可知，判斷陽明熱入血室依據為濈然汗出。然而，此判斷依據卻被置放於末句濈然汗出者愈，愈屬於錯誤解讀，應刪除；故應將濈然汗出挪至前方，校正為濈然汗出者，轉屬陽明。

要件四：月經失調狀態

條文以下血說明月經失調狀態，符合經文語法。然而，根據經文對稱性，經文一、二之經水適來，與經文三之經水適斷，故本條文應修訂為經水下血，以符合對稱關係，經水即月經之意。

下血在《金匱·妊娠篇》中有兩種不同解釋，一是指，「壞血」，如婦人宿有癥病，經斷未及三月，而得漏下不止……後斷三月，下血者，胎也。二是指「異常出血」，如師曰：婦人有漏下者，有半產後因續下血都不絕者，有妊娠下血者。而本經文之下血是指異常出血，描述婦人月經量的異常，包括經間期或排卵期不正常出血，或經水量忽多忽少。

要件五：月經失調伴隨臨床表現

以譫語描述婦人月經失調後伴隨情緒起伏波動、碎碎念的表現，故符合經文語法。

要件六：確認熱入血室

因符合病邪干擾血室路徑、月經失調狀態與伴隨臨床表現等三項要素，進一步確認此為熱入血室。

要件七：治則與處方用藥

條文描述但頭汗出，當刺期門，隨其實而瀉之，此句為錯誤，應刪除。首先，但頭汗出是陽明病發黃特有的出汗型態，根據《傷寒論》(228) 陽明病下之，其外有熱，手足溫，不結胸，心中懊憹，飢不能食，但頭汗出者，梔子豉湯主之，以及 (236) 陽明病，發熱汗出，此為熱越，不能發黃也。但頭汗出，身無汗，劑頸而還，小便不利，渴引水漿者，此為瘀熱

在裡，身必發黃，茵陳蒿湯主之，可知但頭汗出並不符合陽明病的症狀。此外，條文中已出現濈然汗出，故但頭汗出之語意矛盾。

其次，條文以當刺期門，隨其實而瀉之作為治則，然而，根據《傷寒論》陽明病應採用白虎湯或承氣湯系統。又經文二、四皆提到刺期門，其不合理之原因有四，期門為肝經穴道，而治療陽明病應取陽明病之穴位較合裡；期門穴在女性乳房下方，為私密之處，在保守的古代更不合理；經文二描述取之，而經文四描述瀉之，兩者並不一致；《傷寒》、《金匱》是採用湯方系統，例如經文三採用小柴胡湯治療，經文一治之無犯胃氣亦為湯方想法，故用針刺較不合理，可能為後世醫家補入，應刪除較符合原意。

> 修正經文：
> 婦人，濈然汗出者，轉屬陽明病，<u>經水下血</u>，譫語者，此為熱入血室，但頭汗出，當刺期門，隨其實而瀉之，濈然汗出者愈。

【討論】

熱入血室經文同時存在於《傷寒論》與《金匱》中（表 16-1），推斷宋版《傷寒論》之熱入血室經文應是由《金匱》而來，原因在於對應《金匱》經文三之《傷寒論》(144) 屬於少陽熱入血室，理應被歸類於少陽篇，卻被置放在太陽篇。此外，亦可能由於當時醫家見到經文三之起始句為婦人中風，誤認為仍屬太陽病使然。參如下表：

表 16-1. 《金匱要略》熱入血室經文修訂後與宋版《傷寒論》對照

《金匱要略·婦人雜病篇》		宋版《傷寒論》	
太陽熱入血室	經文一、婦人傷寒發熱，經水適來，晝日明了，暮則譫語，如見鬼狀者，此為熱入血室，治之無犯胃氣及上二焦，必自愈。 【修訂：婦人傷寒，發熱，惡寒，經水適來，晝日明了，暮則譫語，此為熱入血室，治之無犯胃氣及上下焦，必自愈。】	(145) 婦人傷寒，發熱，經水適來，晝日明了，暮則譫語，如見鬼狀者，此為熱入血室，無犯胃氣，及上二焦，必自愈。	太陽篇

	《金匱要略·婦人雜病篇》	宋版《傷寒論》	
	經文二、婦人中風，發熱惡寒，經水適來，得之七八日，熱除、脈遲、身涼和，胸脇滿，如結胸狀，譫語者，此為熱入血室也。當刺期門，隨其實而取之。 【修訂：婦人中風，發熱，惡寒，經水適來，晝日熱除，身涼和，暮則譫語，此為熱入血室也。治之無犯胃氣及上下焦，必自愈。】	(143) 婦人中風，發熱惡寒，經水適來，得之七八日，熱除而脈遲身涼，胸脇下滿，如結胸狀，譫語者，此為熱入血室也，當刺期門，隨其實而取之。	
少陽熱入血室	經文三、婦人中風，七八日續來，寒熱發作有時，經水適斷，此為熱入血室，其血必結，故使如瘧狀，發作有時，小柴胡湯主之。 【修訂：婦人中風七八日，往來寒熱，發作有時，經水適斷，胸脇滿，譫語者，其血必結，此為熱入血室，小柴胡湯主之。】	(144) 婦人中風，七八日續得寒熱，發作有時，經水適斷者，此為熱入血室，其血必結，故使如瘧狀，發作有時，小柴胡湯主之。	
陽明熱入血室	經文四、陽明病，下血譫語者，此為熱入血室，但頭汗出，當刺期門，隨其實而瀉之，濈然汗出者愈。 【修訂：婦人，濈然汗出者，轉屬陽明，經水下血，譫語者，此為熱入血室。】	(216) 陽明病，下血譫語者，此為熱入血室，但頭汗出者，刺期門，隨其實而瀉之，濈然汗出則愈。	陽明篇

【參考文獻】

張永明、呂平安、李伊婷、張家誠、林淑鑾：《金匱要略》婦人「熱入血室」重新釐訂與闡釋。**中醫藥雜誌**。2022；33(1)：24-41。J Chin Med 33(1): 24-41, 2022. DOI: 10.6940/JCM.202206_33(1).02

【補充】《傷寒論》六經傳變之意義

　　當外邪入侵時，首先影響太陽表，接著進入到胸中，繼續往脇下走。胸中仍屬於太陽病的範疇，狹義來說是指呼吸系統；一旦進入脇下，

即為少陽的病位。若病邪未除，會繼續進入到陽明，接著是太陰。而胸中亦可為狹義的循環系統，即心，心與腎合稱為少陰。最後，當臟器皆損時，人體痰濕痞滿堆積，不斷增加毒素，導致機體出現寒熱錯雜、手足厥冷、厥熱進退之厥陰病，故厥陰屬於人體多臟器功能衰退或衰弱之取後階段。參考圖 16-1。

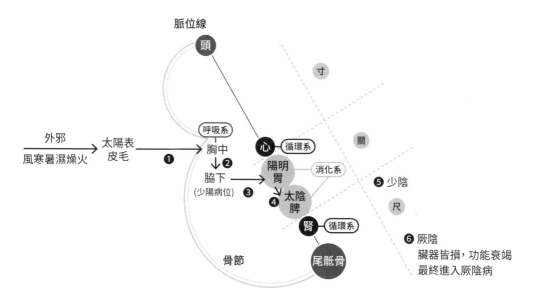

圖 16-1.　六經傳變圖示

由此可知，在臨床上遇到患者主述咳嗽咳到胸口會痛、咳到脇下會痛，即可判斷病位在太陽、少陽，若病位在少陽，用藥上須加入柴胡系統。若脈象弦、細較明顯，可以小柴胡湯為主方；反之，則以解表藥為主。

第十七堂課　婦人雜病脈證并治第二十二

主題：咽中炙臠、臟躁

> 婦人咽中如有炙臠，半夏厚朴湯主之。
>
> 半夏厚朴湯方《千金》作胸滿，心下堅，咽中怗怗，如有炙肉，吐之不出，吞之不下。
>
> 半夏乙升 厚朴三兩 茯苓四兩 生薑五兩 乾蘇葉二兩
>
> 上五味，以水七升，煮取四升，分溫四服。日三，夜一服。

【提要】

　　本條文藉由半夏厚朴湯的處方架構分析，來探討婦人咽部感覺異常的病因病機，及半夏厚朴湯的臨床運用。最後，補充臨床上處理患者咽喉部感覺異常的臨床思路。

【解析】

　　炙臠意為烤肉、燒肉，烤肉時會有油冒出而發出聲音，廣義地可解釋為燒灼感、刺刺感、梗塞感，故婦人咽中如有炙臠可廣義地解釋為婦人咽喉部有燒灼感、刺刺感、梗塞感。

　　若將本條文依主旨、部位、臨床表現及處方來拆解，可知婦人為主旨、咽為部位、如有炙臠為臨床表現、半夏厚朴湯為處方，參考圖 17-1 所示。然而，條文闕漏病因病機的部分，故本條文的重點即由處方架構分析，來回推病因病機。

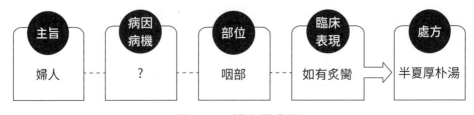

圖 17-1.　經文示意圖

　　半夏厚朴湯的組成有半夏、生薑、厚朴、茯苓、蘇葉五味藥，口訣為「靈樞後半講」，若將其拆解來看，可找到此方源自小半夏湯，即生薑與半夏之組成；將小半夏湯加入茯苓，即為小半夏加茯苓湯；再加入紫蘇與厚朴，便為半夏厚朴湯，參考圖 17-2 所示。以上三個處方皆源自《金匱》，接下來將逐一分析。此外，《傷寒論》中也提及發汗後，腹脹滿者，厚朴生薑半夏甘草人參湯主之。該處方亦可視為小半夏湯的加減方，由此條文可知，加入厚朴的時機在於腹脹滿。

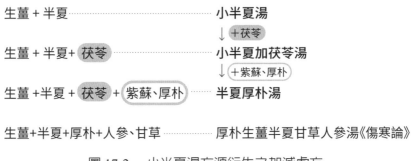

圖 17-2.　小半夏湯方源衍生之加減處方

　　接著，分析《金匱》中提及小半夏湯的條文。首先，《金匱·嘔吐噦下利病篇》提及諸嘔吐，穀不得下者，小半夏湯主之。可知，小半夏湯的病機為嘔吐、吃不下，當飲食入胃，食物卻上逆而嘔吐，表示脾胃本身是有問題的。

　　其次，《金匱·痰飲欬嗽病篇》嘔家本渴，渴者為欲解，今反不渴，心下有支飲故也，小半夏湯主之。此條文應修正為心下有淡飲故也，因支飲的處方為十棗湯，並不符合小半夏湯的病因病機。又淡飲的定義為水走腸間，瀝瀝有聲，為水分過度堆積而無法運化，所產生的病理產物。正常

脾胃的氣機應向下，在《傷寒論》中，將上逆的病機稱為痞證，在後續的課程中會提到。

　　第三，《金匱‧黃疸病篇》黃疸病，小便色不變，欲自利，腹滿而喘，不可除熱，除熱必噦。噦者，小半夏湯主之。噦是指呃逆、氣上逆之意。因此，總結上逆可能之兩種病因，一為淡飲，二為氣上逆，參考圖17-3 所示。

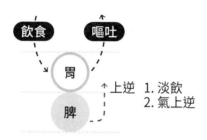

圖 17-3.　脾胃運化失當發生上逆之兩種可能病因

　　若在小半夏湯中加入茯苓，即為小半夏加茯苓湯。《金匱‧痰飲咳嗽病篇》卒嘔吐，心下痞，膈間有水，眩悸者，小半夏加茯苓湯主之。除了嘔吐之外，尚有心下痞，患者會描述有氣上逆、覺得心下脹脹的、有想嘔吐的感覺，並非真的吐得出東西，而是一種噁心的感覺。根據現代醫學研究，腸道有嘔吐接受器，經由腦部嘔吐中樞調控，臨床上常見放化療後的患者，由於治療過程刺激腸胃道，導致噁心反胃的副作用。膈間有水是指心下有水，如淡飲一般。臨床表現會出現眩悸，表示氣上逆後衝擊到心臟，使心跳加速，患者會主述心悸的感覺，此時應加入桂枝以護心陽，臨床上可用苓桂朮甘湯加生薑、半夏，來處理嘔吐引發心悸的情形，想法源自於小半夏加茯苓湯處理心下膈間水飲引發的嘔吐感，再加入桂枝以護心陽，而非以苓桂朮甘湯為出發點。

　　針對放化療後的患者，以小半夏湯作加減主方，比起使用苓桂朮甘湯為主方更直接、有效，患者並不是真的吐出東西，而是一種作嘔的感覺，即為前述所提之噦。此外，小半夏湯加減亦可針對現代醫學胃炎作處理，包括屬於淡飲的胃酸上逆，及腸道氣體過多而往上逆出引發的噦，參考圖17-4。在臨床上，若腹部叩診或照 X 光診斷出患者腸氣很多、腹脹滿可

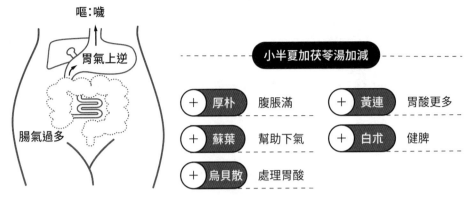

圖 17-4. 小半夏加茯苓湯常用之臨床加減

加入厚朴；《神農本草經》提及蘇葉是辛微溫，下氣。故蘇葉並非用於疏肝，而是有下氣的功效，亦可用代赭石來幫助下氣；若胃酸更多時，可再加入黃連，即為《溫病》蘇葉黃連湯；亦可加入白朮健脾；若胃酸太多，更可直接用烏貝散來制酸，臨床上可用半夏厚朴湯加烏貝散。

最後，總結半夏厚朴湯的病因病機，即為胃氣或胃酸上逆導致咽喉部的燒灼感或梗塞感。故治療上要處理胃酸或胃氣上逆的問題，咽喉部燒灼感才會逐漸緩解。對比《傷寒論》厚薑草夏人主要處理脹滿、氣的問題，半夏厚朴湯較偏重上方包括咽喉部的問題，而在痞證時，會加入黃連、黃芩而成為半夏瀉心湯的處方。然而，在臨床上處理患者咽喉部感覺異常的問題，不僅要考量下游胃部的問題，還需要考慮上游口鼻及中游咽喉部本身的異常，才是更全面的診治，將補充如下。

【臨床應用】

首先，要衛教患者，咽喉部的感覺異常並非朝夕可治癒的疾病，因為我們時時刻刻都在使用我們的咽喉部，包括講話和吃飯，因此在治療上亦需要患者本身的配合，否則這個病不易痊癒。考慮上游、中游、下游對咽喉的影響，參考圖 17-5，在上游的部分要考量鼻子與口，鼻子需考慮鼻涕倒流及過敏的因素，鼻過敏的部分應如何用藥？《金匱‧肺痿肺癰咳嗽上氣篇》提到肺癰，胸滿脹，一身面目浮腫，鼻塞清涕出，不聞香臭酸辛，欬逆上氣，喘鳴迫塞，葶藶大棗瀉肺湯主之。故可用葶藶子；此外，

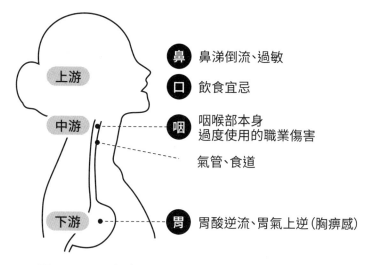

圖 17-5.　咽喉感覺異常之上中下游鑑別診斷

可考慮通竅藥，如蒼耳子、辛夷、白芷、薄荷，臨床上永明老師較常使用辛夷；亦可用袪痰之劑三子養親湯，口訣是「借來輸」，包括白芥子、萊菔子與紫蘇子。而口的部分需考量飲食宜忌，請患者忌口，若吃太多酸甜的水果，也可能加重痰的生成。

　　中游則為咽喉部本身的問題，包括食道與氣管、聲帶，臨床上較常發生在需要講課的教師，過度使用聲帶帶來的職業傷害，然而實際上，更常為壓力引發胃食道逆流的問題，兩者共同造成咽喉部的不適。而咽喉部問題可用射干、桔梗治療，陰虛則可用玄參。

　　下游則為胃部的問題，包括胃酸逆流與胃氣上逆，兩者為不同的概念。胃酸逆流會造成咽喉部的灼熱感，可用半夏厚朴湯加烏貝散，臨床上亦會考量胃部寒熱的狀態，臨床上常用半夏瀉心湯類的藥方，處理胃酸過多的問題；而胃氣上逆是有氣往上頂至胸膈，而有胸痹的感覺，此時是用枳實薤白桂枝湯，可再加入大黃 0.1 克導法處理，讓氣從下面排出，另外也可考慮重鎮法，但由於重鎮的藥不好吃，臨床較少使用。

　　後世醫家將半夏厚朴湯視為情志的問題，故將紫蘇視為疏肝理氣藥。經過以上的分析，提供讀者不同的視角以處理咽喉部感覺異常。

婦人臟躁，喜悲傷，欲哭，象如神靈所作，數欠伸，甘麥大棗湯主之。

甘草（小麥）大棗湯方

甘草三兩　小麥乙升　大棗十枚

上三味，以水六升，煮取三升，溫，分三服。亦補脾氣。

【提要】

本條文描述臟躁的臨床表現，及其對應現代醫學甲狀腺亢進的病理狀態。

【解析】

從臨床角度去探討本條文，較具實用性。首先，應理解何謂「臟躁」？臟躁須同時符合兩項臨床表現，一為悲傷，欲哭，象如神靈所作，當患者時常有哭、悲、喜的情緒波動，表示患者可能有自律神經失調之情形；二為數欠伸，即打哈欠，表示患者處在腦部缺氧的狀態，是中樞神經系統的缺氧情形。參考圖 17-6。

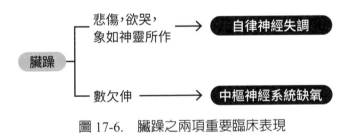

圖 17-6. 臟躁之兩項重要臨床表現

從中醫的觀點，七情分屬五臟，《黃帝內經》提及心在志為喜，肝在志為怒，脾在志為思，肺在志為悲，腎在志為恐。故當情緒波動不定時，無法定位於特定臟腑之問題，故為五臟交爭之情形，即為臟躁，有五臟躁動不安之義。

　　由現代醫學角度，影響自律神經系統最廣泛的器官為甲狀腺，甲狀腺亢進的狀態會使心跳速率變快、情緒波動較大以及甲狀腺部位產生變化，如腫大或結節，或是有眼球突出的表現。此外，也可能導致頻尿、掉髮，甚至有不孕之可能。由此，可將甲狀腺亢進之狀態等同於臟躁。

　　甘麥大棗湯處方是由甘草三兩、浮小麥一升及大棗十枚所組成。臨床上開立水煎藥之重點為足量的浮小麥，可用 1-2 兩；炙甘草用 2 錢；浮小麥與甘草之比例為 5：1，而大棗用 10 粒來調整口感。此外，科學中藥可用浮小麥 4 克、炙甘草 0.5-1 克、紅棗 1 克。臨床上，常用在兒童夢遊、睡覺時會大哭或大笑，或是甲狀腺亢進的患者。然而，用於甲狀腺亢進之患者，較不易立刻將心律調降下來，需要一段時間調整，故建議初期仍需與西藥一同治療，避免發生甲狀腺風暴之危症。甘麥大棗湯可緩解甲狀腺亢進之症狀，但並非可完全消除甲狀腺結節的情形。此外，對於甲狀腺亢進之患者，仍需衛教患者調整生活習慣與情緒，否則難以根治。臨床上可嘗試用火針或針刺甲狀腺結節的部位，而有其他醫師用放血之方法來處理，亦可參考。

主題：吐涎心下痞、婦人年五十所

> 婦人吐涎沫，醫反下之，心下即痞，當先治其吐涎沫，小青龍湯主
> 之。涎沫止，乃治痞，瀉心湯主之。
> 小青龍湯方見肺癰中
> 瀉心湯方見驚悸中

【提要】

　　本條文探討吐涎沫之病因病機及小青龍湯的使用時機，以及臨床診斷和治療的思路。

【解析】

　　《金匱》用字精簡，有時無法直觀地推敲原意，需透過條文中的線索揣摩原文的意涵。本條文婦人吐涎沫，以小青龍湯處理，卻無提及病因病機，故接下來將藉由探討吐涎沫之原因及小青龍湯使用時機，以回推該條文的病因病機。參考圖 18-1。

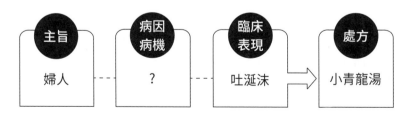

圖 18-1.　經文示意圖

第一部分：吐涎沫之原因

首先，列出《金匱》中提及吐涎沫之條文，如下：

《痰飲欬嗽病篇》假令瘦人，臍下有悸，吐涎沫而癲眩，此水也，五苓散主之。
《嘔吐噦下利病篇》乾嘔吐逆，吐涎沫，半夏乾薑散主之。
《嘔吐噦下利病篇》乾嘔，吐涎沫，頭痛者，茱萸湯主之。
《肺痿肺癰欬嗽上氣病篇》肺痿吐涎沫而不欬者，其人不渴，必遺尿，小便數。所以然者，以上虛不能制下故也。此為肺中冷，必眩，多涎唾，甘草乾薑湯以溫之。若服湯已渴者，屬消渴。
《婦人雜病篇》婦人吐涎沫，醫反下之，心下即痞，當先治其吐涎沫，小青龍湯主之。涎沫止，乃治痞，瀉心湯主之。

《痰飲欬嗽病篇》假令瘦人，臍下有悸，吐涎沫而癲眩，此水也，五苓散主之。該條文病位在臍下，病理因子為水，臨床表現為吐涎沫及癲眩，參考圖 18-2 所示：

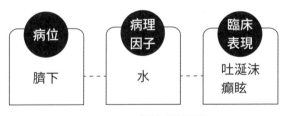

圖 18-2. 經文闡釋圖

《嘔吐噦下利病篇》乾嘔，吐涎沫，頭痛者，茱萸湯主之。該條文放置於《傷寒論‧厥陰篇》較為恰當。

《肺痿肺癰欬嗽上氣病篇》肺痿吐涎沫而不欬者，其人不渴，必遺尿，小便數。~~所以然者，以上虛不能制下故也。~~此為肺中冷，必眩，多涎唾，甘草乾薑湯以溫之。~~若服湯已渴者，屬消渴。~~條文中所以然者，以上

虛不能制下故也、若服湯已渴者，屬消渴應為後人註解，予以省略，修訂為肺痿吐涎沫而不欬者，其人不渴，必遺尿，小便數。此為肺中冷，必眩，多涎唾，甘草乾薑湯以溫之。該條文主要是以甘草乾薑湯治療肺中冷，症見吐涎沫，且其人不渴。

　　由以上五條《金匱》中提及吐涎沫之條文，可總結出病因病機為水、淡飲堆積，且根據堆積的病位不同，有不同的兼症，並予不同的處方。例如，水堆積在頭部會有吐涎沫，頭痛，因此後人以茱萸湯治痰厥頭痛，臨床上判斷患者為水或淡飲堆積在頭部引起的頭痛或高血壓，便可用茱萸湯處理；又如，水堆積在心下至臍周，可用五苓散；若堆積在腹部引起乾嘔吐逆，吐涎沫，則可用半夏乾薑散；又若水堆積在肺部，則可用甘草乾薑湯；而本條文用小青龍湯治療吐涎沫。故可知欲治療吐涎沫，並非只能用小青龍湯，而是根據水或淡飲堆積病位之不同，予以不同處方。

　　《金匱》是從臟腑虛實的角度探討水分堆積，是臟腑功能虛衰引起的結果；而《傷寒》則是由於外感病引起體內的水分代謝失調，導致水分堆積，並無強調臟腑虛實，原則上臟腑虛實功能仍正常運作。

第二部分：小青龍湯使用時機

　　首先，列出《傷寒》及《金匱》中提及小青龍湯之條文，共有六條，如下：

---

(40) 傷寒表不解，心下有水氣，乾嘔發熱而咳，或渴，或利，或噎，或小便不利、少腹滿，或喘者，小青龍湯主之。

---

(41) 傷寒，心下有水氣，咳而微喘，發熱不渴，服湯已渴者，此寒去欲解也，小青龍湯主之。

《痰飲欬嗽病篇》病溢飲者，當發其汗，大青龍湯主之。小青龍湯亦主之。

《痰飲欬嗽病篇》欬逆，倚息不得臥，小青龍湯主之。

《婦人雜病篇》婦人吐涎沫，醫反下之，心下即痞，當先治其吐涎沫，小青龍湯主之。涎沫止，乃治痞，瀉心湯主之。

> 《肺痿肺癰欬嗽上氣病篇》肺脹，欬而上氣，煩躁而喘，脈浮者，心下有水，小青龍加石膏湯主之。

　　《傷寒》第 (40) 及 (41) 原本應屬於同一條經文，經後人修改後，離散成為兩條。(40) 傷寒表不解，心下有水氣，乾嘔發熱而咳，或渴，或利，或噎，或小便不利、少腹滿，或喘者，小青龍湯主之。其中，或渴，或利，或噎，或小便不利、少腹滿，或喘者為後人補入，原文中應無或然症，故應刪除，修訂為傷寒表不解，心下有水氣，乾嘔發熱而咳，小青龍湯主之。而 (41) 傷寒，心下有水氣，咳而微喘，發熱不渴，服湯已渴者，此寒去欲解也，小青龍湯主之。其中，服湯已渴者，此寒去欲解也亦為後人補入，故應修正為傷寒，心下有水氣，咳而微喘，發熱不渴，小青龍湯主之。由 (41) 咳而微喘可知，小青龍湯證應同時有咳和喘症，而 (40) 將喘症視為或然症，實為謬誤。總結此兩條經文，可知其病因病機為心下有水氣，與第一部分提及吐涎沫為水或淡飲的堆積有相似之處。

　　《金匱》提及小青龍湯之四條條文，其病因病機與前述所提之心下有水氣類似，皆與水飲有關，如《痰飲欬嗽病篇》所闡述之溢飲。總結小青龍湯證的症狀包括咳、喘、溢飲及肺脹，其中，肺脹為現代醫學所稱之氣喘、哮喘（Asthma）。

　　本條經文極可能為後人所作，因為在小青龍湯相關條文中並無提及吐涎沫，而吐涎沫相關條文中亦無提及小青龍湯，並不符合仲景其理法方藥之原則。若依照臨床實用性，可將該經文修訂為婦人吐涎沫，可與小青龍湯。若為外感引動水飲而致咳喘，可用小青龍湯；若為臟腑虛衰引起水飲堆積，便可依其病位給予不同處方治療，如五苓散、半夏乾薑散、吳茱萸湯等。

　　探討完吐涎沫及小青龍湯後，續分析條文醫反下之，探討醫家使用下法的原因，及其造成的相關後遺症。根據《傷寒》(131) 病發於陽，而反下之，熱入因作結胸；病發於陰，而反下之，因作痞也。所以成結胸者，以下之太早故也。而所以成結胸者，以下之太早故也為後人註解，經修訂後，改為病發於陽，而反下之，熱入因作結胸；病發於陰，而反下之，寒入因作痞也。所以成結胸與痞者，以下之太早故也。然而，本條文最困難

之處在於解釋何謂病發於陽、病發於陰？其關鍵在於理解導致結胸與痞的原因。由婦人吐涎沫，醫反下之，心下即痞可回推吐涎沫即為病發於陰之實例，是心下有水氣與淡飲所致，故陰是指水氣與淡飲；後世醫家將病發於陽、病發於陰解釋為太陽傷寒及中風，較不合理。在經過下法後而成為痞，經文以瀉心湯主之，一般是指半夏瀉心湯，在臨床上可用生薑瀉心湯治療水氣，其道理與《傷寒》茯苓甘草湯以生薑行散水氣相同。

　　臨床治療，先以小青龍湯治療心下水氣造成的吐涎沫，若水氣無法完全去除，仍留下後遺症，可以半夏瀉心湯處理，臨床上用生薑行散剩餘的水氣效果更佳。門診常見患者感冒咳嗽、流鼻水，用小青龍湯治療後，外感解除，但鼻水仍多，是由於患者本身有過敏性鼻炎，故仍須針對過敏性鼻炎做治療。又例如，婦女素體腸胃道功能不好，本身有痞症，卻喜冷飲，導致患者吐涎沫症狀嚴重，如口水較多或口水呈泡沫狀，治療上除了解決水飲之外，亦須處理脾虛的本質。臨床上會將小青龍湯去麻黃、芍藥，作為苓桂之劑，再加上調理中焦的藥來處理，效果較佳。

問曰：婦人年五十所，病下利數十日不止，暮即發熱，少腹裏急，腹滿，手掌煩熱，唇口乾燥，何也？師曰：此病屬帶下，何以故？曾經半產，瘀血在少腹不去。何以知之？其證唇口乾燥，故知之。當以溫經湯主之。

溫經湯方

吳茱萸三兩 當歸 芎藭 芍藥各二兩 人參 桂枝 阿膠 牡丹皮去心 生薑 甘草各二兩 半夏半升 麥門冬乙升去心

上十二味，以水一斗，煮取三升，分溫三服。亦主婦人少腹寒，久不受胎，兼取崩中去血，或月水來過多，及至期不來。

【提要】

　　本條文參照《黃疸病篇》女勞疸之內容，探討卵巢衰竭的議題，此外，亦說明溫經湯臨床使用時機及其組成。

【解析】

　　首先，婦人年五十所，所是指將近、前後，表示婦人年紀將近 50 歲，或 50 歲前後，範圍約 45 至 55 歲。根據《醫宗金鑑》，病下利數十日不止應修訂為病下血數十日不止，指女性宮縮不全、月經淋瀝不盡，超過十幾天；意指女性進入更年期，卵巢退化與衰竭的現象；臨床表現除了病下血數十日不止之外，尚有暮即發熱，少腹裡急，腹滿，手掌煩熱，唇口乾燥等症狀，其中暮即發熱、手掌煩熱、唇口乾燥為陰虛內熱的表現。

　　其次，參照《黃疸病篇》女勞疸之節錄條文，額上黑，微汗出，手足中熱，薄暮即發，膀胱急，小便自利，名曰女勞疸。腹如水狀，不治。可見溫經湯證與女勞疸之臨床表現極為相似，參考圖 18-3 所示，故藉此回推驗證女勞疸是指女性在 40 歲以下，發生卵巢早衰（Premature Ovarian Failure, POF）或卵巢功能不足（Premature Ovarian Insufficiency, POI）。有部分醫家將女勞疸解釋為過度房事引起的「性疸」（Sex jaundice），應將此汙名去除，實際上為女性過度工作、勞損所引發的疸症（Over loading jaundice），造成皮膚表面顏色變化，故曰額上黑，並非指真正的黃疸。

溫經湯 臨床表現	女勞疸 相對應之臨床表現
① 病下血數十日	
② 暮即發熱	薄暮即發
③ 手掌煩熱	手足中熱
④ 唇口乾燥	
⑤ 腹滿	腹脹滿如水狀
⑥ 少腹裡急	膀胱急，少腹滿

圖 18-3. 比對溫經湯與女勞疸經文相應之臨床表現

　　再者，條文中也提及溫經湯的四個使用時機，包括婦人少腹寒，久不受胎、崩中去血、月水來過多及至期不來，臨床上常用溫經湯調理不孕

症，或女性更年期月經開始不規律時，可協助維持月經週期規律。

　　溫經湯由十二味藥所組成（表 18-1），依照月經週期調法的概念，分為五大組方，第一組方為吳茱萸湯去大棗，屬厥陰，脈位在少厥陰點，包括吳茱萸、生薑及人參，尤其吳茱萸與生薑為關鍵配伍；第二組方為當歸、川藭，屬少陰，脈位在奇恆點，是《金匱》婦人篇中常用的配伍藥，如當歸散、當歸芍藥散；第三組方為桂枝系統，屬太陽，包括桂枝、芍藥、甘草；第四組方為阿膠、麥門冬，亦可在適當時機加入生地，三者作為厥陰的材料，此外，亦可加入茯苓、白朮、白芍作為中焦太陰的材料；第五組方為牡丹皮、半夏，半夏可轉樞少陽、條暢氣機。其中，第一、二組方為最必要之組成，臨床上使用科學中藥可以吳茱萸湯加當歸、川藭，用於女性月經週期低溫期排卵階段，幫助排卵順利，在治療 AMH 過低、FSH 正常之不孕症，效果較佳；若為 AMH 與 FSH 皆低之不孕症，則難度較高。

表 18-1.　溫經湯藥物組成分析

溫經湯組成			
	藥物組成	藥物形層	藥物角色
第一組	吳茱萸、生薑、人參	厥陰	絕對必要
第二組	當歸、川藭	少陰	
第三組	桂枝、芍藥、甘草	太陽	隨證加減
第四組	阿膠、麥門冬	厥陰	
第五組	牡丹皮、半夏	少陽	

主題：帶下、經水不利、陷經漏下，半產漏下

> 帶下，經水不利，少腹滿痛，經一月再見者，土瓜根散主之。
>
> 土瓜根散方陰癲腫亦主之
>
> 土瓜根 芍藥 桂枝 䗪蟲各三分
>
> 上四味，杵為散，酒服方寸匕，日三服。

【提要】

本條文主要探討婦人經前症候群及分析其治療處方土瓜根散。

【解析】

首先，帶下並非現代醫學所稱帶下之病，《金匱・婦人雜病篇》多以婦人作為起首語，此處是以帶下代指婦人。其次，少腹滿痛來自女性生理期不適，而經水不利指經血排出不順暢，由於月經週期有一定的規律，經過28±7天後為下一次月經週期，亦會出現相同症狀，即經一月再見者之意。

土瓜根散組成為土瓜根、芍藥、桂枝、䗪蟲，土瓜根實際上為王瓜根，王瓜是葫蘆科植物的成熟果實，在《本經疏證》提及王瓜徑道滑澤，何澀不利，何阻不通，即可滑澤乾澀、受阻的路徑，例如應用於眼睛乾澀、產後生殖道乾澀，但臨床上並無王瓜的科學中藥可以使用，故應思考可用何中藥取代，目前功效較相似為栝蔞實，但其效力較猛，易造成患者腹瀉；而芍藥、桂枝是《金匱・婦人雜病篇》常用的配伍，如溫經湯、桂枝茯苓丸；《神農本草經》提及䗪蟲是「味鹹，寒。主治心腹寒熱洗洗，血積癥瘕，破堅，下血閉，生子大良」，其中，生子大良之功效奠基䗪蟲

作為助孕六經週期調法中重要角色。再者，䗪蟲是指蜚蠊科（與蟑螂同科）的地鱉蟲，其翅膀堅硬，且擅於走竄，故其有鑽探、以堅攻堅的特性，故有破堅之功效，適用於打通阻塞之通道，如輸卵管阻塞引起之不孕症，比擬可利用䗪蟲打通阻塞之輸卵管，使精蟲更容易進入而完成受精；然而，䗪蟲並無吸血作用，故用於血積癥瘕、下血閉等瘀血證較有爭議性。又後世醫家認為將地鱉蟲切開後，會有自動黏合之特性，故有「聯絡其斷續」的功效，即續筋接骨的效果，為傷科常用藥。雖然臨床上無土瓜根可以使用，比較組方架構可了解桂枝、芍藥、䗪蟲配伍使用在較表淺的部位；而大黃、桃仁、䗪蟲配伍為下瘀血湯，其作用在較為深層的部位。

寸口脈弦而大，弦則為減，大則為芤，減則為寒，芤則為虛，寒虛相搏，此名曰革，婦人則半產漏下，旋覆花湯主之。

旋覆花湯方

旋覆花三兩 蔥十四莖　新絳少許

上三味，以水三升，煮取一升，頓服之。

【提要】

本條文摻雜後世醫家的註解，且為兩條經文誤植的結果。經修訂後，主要探討革脈的定義及其臨床意義。

【解析】

首先，將本條經文拆解為兩部分來說明：

第一部分：寸口脈弦而大，弦則為減，大則為芤，減則為寒，芤則為虛，寒虛相搏，此名曰革，

第二部分：婦人則半產漏下，旋覆花湯主之。

第一部分說明革脈，第二部分提及婦人半產漏下，兩部分無直接相關性，故可推測該條文摻雜後人所作，將兩條經文誤植在同一條。其爭議點在於婦人半產漏下不一定要出現革脈，且在《金匱・婦人妊娠篇》修正之經文：婦人有漏下者，有半產後，因續下血，都不絕者，有妊娠下血者，

膠艾湯主之。由此可知，婦人半產漏下應使用膠艾湯而非旋覆花湯。

　　旋覆花湯應見於《金匱·五臟風寒積聚篇》肝著，其人常欲蹈其胸上，先未苦時，但欲飲熱，旋覆花湯主之。此條文描述肝著的病因病機，是氣上逆而頂住橫膈，產生胸悶感；患者臨床表現為喜歡敲擊自己的胸部，且平時喜飲溫熱的水，以讓堵在胸口的氣能散去；經文以三味藥旋覆花、大量的蔥14支及新絳所組成的旋覆花湯來治療。旋覆花又稱為金沸草，其藥性較特殊為鹹、溫，《神農本草經》提及旋覆花主結氣，脅下滿。意指旋覆花可治氣結引起的脅下滿，有下氣的作用，例如《傷寒》傷寒發汗，若吐若下，解後，心下痞硬，噫氣不除者，旋覆代赭石湯主之，亦有用到此味藥。

　　其次，細觀經文：寸口脈弦而大，弦則為減，大則為芤，減則為寒，芤則為虛，寒虛相搏，此名曰革。實際上，寸口脈弦而大為第一原著描述主脈；弦則為減，大則為芤，減則為寒，芤則為虛，寒虛相搏則為第二作者註解主脈的描述，理由是弦、大、芤在談脈的本體，而減、寒、虛描述病理狀態，兩者屬於不同屬性，不可混為一談，故推測弦則為減，大則為芤，減則為寒，芤則為虛，寒虛相搏為後人所註解。經過修訂後，本條文可精簡為寸口脈弦而大，此名曰革。

修正經文：

寸口脈弦而大，此名曰革。

　　從文字學理解造字者的本意，有助於理解經文的意涵。革來自於由甲骨文 🀥 演變為金文 𢁡，古人會將狩獵到的動物皮毛剝下當作衣物，經過去毛加工後，即為革。故革位在表層，具一定的厚度。將此概念衍生到脈管的特性，一個正常的脈管，其血容量充盈，重按時不會塌陷，且其脈管厚度適中、彈性較好；芤脈則是指血容量不充盈，重按塌陷的脈型；而革脈描述的是血液流失的狀態，且脈管較厚、觸感如皮革般剛硬，故脈弦而大即描述革脈的特質。

婦人陷經，漏下，黑不解，膠薑湯主之臣億等校諸本無膠薑湯方，想是前妊娠中膠艾湯。

【提要】

本條文藉文字學以解釋陷經之意義及其對應現代醫學的相關臨床疾病。此外，亦闡述臨床上常用的治療藥物。

【解析】

自古以來醫家對於陷經並無共識，吳謙在《醫宗金鑑》注與集注中，分別解釋為經血下陷及經脈下陷，經血下陷為漏下崩中，即崩漏，考量婦女經期經血往下排除的量，量多者為崩，量少者為漏；亦有其他醫家解釋為經氣下陷；然而，陷經並非指崩漏，更非經脈下陷或經氣下陷。

從文字學分析陷的本義，可將陷拆解為左與右兩個部分，左邊的「阝」為山丘、小土堆，而右邊的「臽」為人或動物掉入陷阱的形象，陷指在山丘旁挖土坑，製造一個陷阱，引申為人或動物不慎掉入陷阱之中，參考圖 19-1 所示：

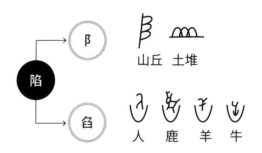

圖 19-1. 陷之文字學考證

若將子宮比喻為土坑，經血比喻為人或動物，則陷經的形象為經血掉入子宮，表示經血沒有流出，而是逆流入子宮內。總結而言，可將婦女月經分為三種型態，參考圖 19-2 所示。第一是月經正常排出（圖 19-2A）；第二是月經排出量異常過多為崩、點滴而少為漏（圖 19-2B），即崩中漏下；第三則是經血逆流入子宮內（圖 19-2C），即陷經。經血逆流子宮後可能引起之病理現象，包括現代醫學所謂的子宮肌瘤、子宮腺肌症、巧克力囊腫或骨盆腔發炎及腫塊，在中醫理論中便以陷經作描述。

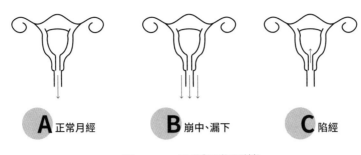

圖 19-2.　三種月經型態

　　臨床上治療經血逆流的陷經，最常見為子宮內膜異位症，患者可能會有月經淋瀝不盡的情形，故條文曰陷經漏下，治以膠薑湯。然而，此條文的膠薑湯應解讀為理中湯之半的甘草乾薑湯加阿膠，且再將乾薑炮黑為炮薑，以健脾的方式防止經血逆流，即中醫理論「以土制水」的概念，可想像經血排出的通道如下水道，當下水道受到阻塞，水勢即將逆流漫至家門口，須使用沙包堆在家門口以阻擋水勢。沙包為土，故以甘草乾薑湯加阿膠鞏固脾土，以制逆流之經血。

　　此外，本條文註解臣億等校諸本無膠薑湯方，想是前妊娠中膠艾湯。在先前《金匱・婦人妊娠篇》課堂中提及，與膠艾湯相關之修訂條文為婦人有漏下者，有半產後，因續下血，都不絕者，有妊娠下血者，膠艾湯主之。由此可知，膠艾湯與陷經並無關聯，因此為錯誤的註解。

　　最後，總結本條文的架構：主旨→因（病因病機）→果（臨床表現）→治療處方，主旨為婦人，病因病機為陷經，臨床表現為漏下，黑不解，治療處方為膠薑湯主之。

【參考文獻】

張永明、呂平安、陳季襄、黃軒、李伊婷、林淑鑾：《金匱要略》婦人「陷經」「腹中有乾血」「臟堅癖」校訂與臨床關係闡釋。**中醫藥研究論叢**。2022；25(2)：51-68。TJTCM. 25(2): 51-68, 2022. DOI: 10.6516/TJJCM.202206_25(2).0004

第二十堂課　婦人雜病脈證并治第二十二

主題：水與血結血室，經水不利下

婦人少腹滿如敦狀，小便微難而不渴，生後者，此為水與血俱結在
血室也，大黃甘遂湯主之。

大黃甘遂湯方

大黃四兩 甘遂二兩 阿膠二兩

上三味，以水三升，煮取一升，頓服之，其血當下。

【提要】

本條文著重在理解醫學理論，分析少腹滿之成因及其鑑別診斷，以及
大黃甘遂湯的臨床用法。

【解析】

本條文因過於簡短而難以直觀地理解，故需加以推敲而得經文的原
意。生後指產後，本條文描述婦人產前與產後皆有相同症狀，意即孕前的
少腹滿如敦狀，小便微難而不渴症狀一直持續到產後。敦為古代用來盛黍
稷的圓腹狀器具，形容婦人少腹滿的狀態。欲理解本經文少腹滿之意涵，
需先認識婦人腹腔中的內臟分佈結構，在受孕前，膀胱、子宮及大腸分佈
參考圖 20-1A；受孕後，因胎兒在子宮中生長發育，故容易壓迫前方的膀
胱及後方的大腸，參考圖 20-1B，故懷孕前期因膀胱受壓迫使小便排出不
暢，而使膀胱脹滿的情形，即經文描述少腹滿如敦狀的狀態，故小便微難
意指小便稍微不順暢。不渴是指小便微難並非泌尿道發炎的病理機轉，且
可與五苓散證作鑑別。五苓散證是由於水分過度堆積在臍下，使津液無法
上承於口，故有口渴的症狀，而本條文不渴表示水分堆積在臍下的情形並

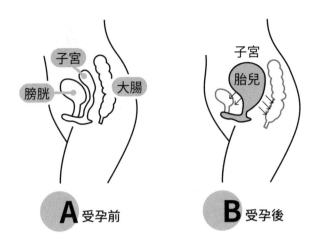

圖 20-1.　婦人腹腔內臟分佈於懷孕前後之變化

不嚴重。此外，若為懷孕中後期，子宮易往後方壓迫大腸，造成孕婦痔瘡的症狀。

正常在生產後，因子宮逐漸恢復成原來的體積，膀胱受壓迫導致排尿不暢的情形應有所改善，而本條文便是描述產後婦人仍有少腹滿如敦狀，小便微難而不渴的症狀，其原因在於水與血俱結在血室。臨床上較常見到婦女產後有頻尿伴隨漏尿的症狀，表示中樞大腦皮質的調控亦有問題。在《金匱・婦人雜病篇》熱入血室的課堂中，提及血室包括大腦皮質及下視丘－腦下垂體－性腺生殖軸，故本條文可理解為因孕婦子宮體積增大，壓迫膀胱，使性腺生殖軸皆受到影響，在產後仍持續相同的症狀。病理機轉包括最常見的子宮下垂、長期受壓迫刺激導致膀胱過度敏感的膀胱過動症及膀胱無力導致殘留尿排不乾淨。

臨床上處理膀胱受壓迫的小便不利，若五苓散或豬苓湯效果不佳，可酌加少量甘遂幫助利水，促使水分進入腸道中，故在服用甘遂後有腹瀉的情形。而本條文大黃甘遂湯組成包括大黃、甘遂、阿膠，應是同時處理膀胱及大腸受膨大的子宮壓迫，導致排便及排尿不暢的症狀。然而，臨床上不建議使用大黃、甘遂在孕婦，以避免流產之風險。

婦人經水不利下，抵當湯主之。亦治男子膀胱滿急，有瘀血者。

抵當湯方

水蛭三十箇熬 䗪蟲三十枚熬去翅足　桃仁二十箇去皮尖 大黃三兩酒浸

上四味，為末，以水五升，煮取三升，去滓，溫服一升。

【提要】

本條文說明抵當湯不僅可用於婦人經水不利，亦可治療男子膀胱滿急之症。

【解析】

首先，婦人經水不利下之下為衍詞，應刪除之，修正為婦人經水不利。經水不利指婦女經水閉阻或排出不暢，經文使用抵當湯治療，抵當湯之分析留待《傷寒論》條文(106)、(124)、(125)、(126)、(257)再作解釋，而(106)桃核承氣湯應修訂為抵當湯。上述《傷寒論》中抵當湯條文，原應屬於《金匱·婦人雜病篇》之內容，因抵當湯探討婦人月經失調的問題，在下一堂課會說明婦人長期經血逆流引起腹中有乾血、臟堅癖，如子宮肌瘤、子宮內膜異位引起之子宮腺肌症或巧克力囊腫，在臨床上亦使用抵當湯，佐以礬石丸外洗劑治療，並可以 CA-125 指標及腫塊大小來評估療效。根據抵當湯的治療原則，亦可應用於六經週期調法，處理不孕症的問題。

其次，探討外治男子膀胱滿急，有瘀血者。有瘀血者為後人補注，因男子膀胱滿急並非一定為瘀血所致，如前列腺肥大造成阻塞，屬於硬塊式的結聚，現代醫學稱之為肥大（hypertrophy），該類型的前列腺肥大可用白頭翁湯加抵當湯處理，若單用活血化瘀藥物的治療效果並不佳。

第二十一堂課　婦人雜病脈證并治第二十二

主題：臟堅癖、下白物、經水閉不利

> 婦人經水閉不利，臟堅癖不止，中有乾血，下白物，礬石丸主之。
> 礬石丸方
> 礬石三分燒 杏仁乙分
> 上二味，末之，煉蜜和丸棗核大，內臟中，劇者再內之。

【提要】

　　本條文藉說明乾血、臟堅癖之涵義，分析婦人長期經血逆流引發相關病症的機轉，並說明臨床治療的思路。

【解析】

　　《金匱》條文的語意多可拆解為以下結構：主旨→病因病機→臨床表現→處方，而本條文的主旨為婦人，病因病機為中有乾血、臟堅癖不止，臨床表現為經水閉不利、下白物，給予礬石丸處方，參考圖 21-1 所示。

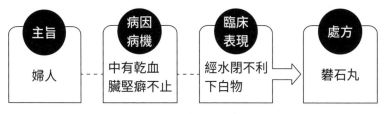

圖 21-1.　經文示意圖

　　首先，根據經文對稱性分析臨床表現經水閉不利與下白物，可知下白物後方缺漏兩字，即不止，故應將不止往後挪移至下白物之後，成為下白

物不止，較符合經文原意。其次，根據詞語屬性分析，經水閉不利為主詞
＋動詞＋副詞的結構，為符合對稱性，下白物不止應調整為白物下不止。
故修正後之經文為婦人經水閉不利，臟堅癖，中有乾血，白物下不止，礬
石丸主之。

修正經文 1：

婦人經水閉不利，臟堅癖，中有乾血，<u>白物下不止</u>，礬石丸主之。

再者，中有乾血並無提及病位，故利用經文中乾血之特定語詞，搜尋
《金匱要略》所有相關經文，進一步比對，補入缺漏之病位。乾血出現於
《金匱》中三條經文，其共同語法為內有乾血、腹中有乾血、中有乾血，
如下表所列，故可得乾血之病位為腹中。

《金匱・血痺虛勞篇》五勞極虛羸瘦，腹滿不能飲食……　內有乾血 ，
肌膚甲錯，兩目黯黑，緩中補虛，大黃蟅蟲丸主之。

《金匱・婦人產後篇》婦人產後腹痛，煩滿不得臥，枳實芍藥散
主之。師曰：產婦腹痛，法當與枳實芍藥散，假令不愈者，此為
腹中有乾血 著臍下，下瘀血湯主之。

《金匱・婦人雜病篇》婦人經水閉不利，臟堅癖不止，中有乾血 ，
下白物，礬石丸主之。

同時，亦能反推《金匱・婦人產後篇》腹中有乾血著臍下，同時出
現兩病位腹中及著臍下，故著臍下為後人補入，應刪除。而《金匱・婦人
產後篇》提及婦人產後腹痛，其病因是胞衣剝落不完全，造成惡露淋瀝不
盡，日積月累造成腹中有乾血。臨床上處理惡露不淨可先以枳實芍藥散，
更甚者可用下瘀血湯。經過上述分析，可將本條經文再次修正，如下：

修正經文 2：

婦人經水閉不利，臟堅癖，<u>腹中</u>有乾血，白物下不止，礬石丸主之。

　　經水閉不利指月經排不乾淨，未排出體外的經血反而逆流入子宮，即第二十堂課中討論婦人陷經之概念，結合前述所提之內容，可知經水閉不利及胞衣剝落不完全，皆可能導致經水逆流入子宮，即為陷經；逆流之經水可能會沿子宮體進入輸卵管、進入卵巢，最後進入腹腔，長年累月變為腹中有乾血；在歷經更久的時間後，演變為臟堅癖，且有白物下不止，再惡性循環加重經水排出不暢，參考圖 21-2 臟堅癖致病機轉。

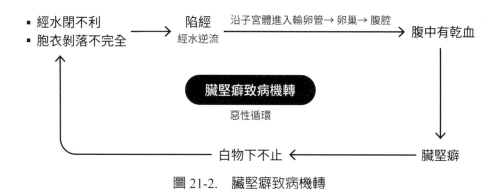

圖 21-2.　臟堅癖致病機轉

　　上述所提之病理機轉，即為現代醫學所稱子宮內膜異位症，臨床上若發生於輸卵管，導致輸卵管阻塞，可能造成子宮外孕；若發生於子宮體，則發為子宮腺肌症；若發生於卵巢，則為巧克力囊腫；若發生於骨盆腔中，則可能引起骨盆腔發炎。參考圖 21-3。

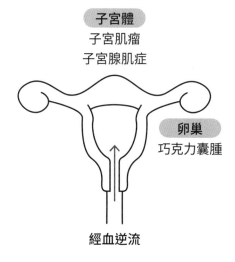

圖 21-3.　陷經之可能併發症

　　治療原則可分為處理下游經水閉不利，避免經水逆流，以及若已發生逆流，則處理上游乾血、臟堅癖，相關處方有大黃蟅蟲丸、下瘀血湯及礬石丸，有別於現代臟腑辯證的治療思路。

　　接著，要解釋臟堅癖的涵義。由本條文煉蜜和丸棗核大，內臟中，劇者再內之說明，礬石丸是作為塞劑內臟中，故臟是指女性生殖道，而在臨床上可將該處方改為洗劑作使用，可提高患者的接受度；亦可內服，但要特別注意礬石劑量的使用。此外，在《金匱‧婦人妊娠篇》婦人懷娠六七月，發熱，惡寒，腹痛，少腹如扇，子臟開條文中，說明因胞宮收縮或子宮頸打開，引起先兆性流產，故臟泛指廣義的生殖道、子宮頸及子宮。

　　根據文字學考證，可將癖分為广及辟，广是指病符，而辟之甲骨文分別有兩種構型與三種構型，參考圖 21-4 所示癖之文字學考證。以三種構型為例，有跪拜聽命之意，則為刀具，則有三種解釋，第一可解釋為嘴巴，故辟指用刑具逼人招供，但加入广符，則解釋不通；第二種解釋將解釋為玉璧：或第三種解釋解釋為石，從象形文解釋該字為落石、石塊更符合臨床意義，故堅癖指人體中出現不正常的堅硬腫塊，應以刀具將之切除。由此可知，臟堅癖是指生殖道、子宮頸及子宮出現堅硬的腫塊，且白物下不止說明該腫塊為惡性的特質。

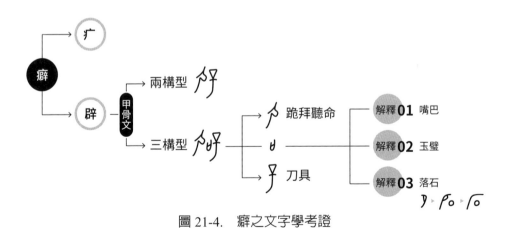

圖 21-4.　癖之文字學考證

　　舉臨床實例，若患者臟堅癖為子宮頸癌，且主訴白物下不止，在治療上不僅要處理外在的白物，亦須治療內在陷經的問題。在治療此類的疾病，從下瘀血湯、抵當湯、大黃蟅蟲丸、礬石丸皆可配合使用，大黃蟅蟲

丸是下瘀血湯與抵當湯的組合方，然而，在臨床上較常用抵當湯科學中藥加減，輔以礬石散作為外用洗劑，療效較佳；若外用療效不佳，亦可將礬石作為內服使用。需特別注意礬石丸的組成應為礬石與桃仁，而非杏仁，因桃仁才具有活血化瘀之功效。

【參考文獻】

張永明、呂平安、陳季襄、黃軒、李伊婷、林淑鑾：《金匱要略》婦人「陷經」「腹中有乾血」「臟堅癖」校訂與臨床關係闡釋。**中醫藥研究論叢**。2022；25(2)：51-68。TJTCM. 25(2): 51-68, 2022. DOI: 10.6516/TJJCM.202206_25(2).0004

第二十二堂課　婦人雜病脈證并治第二十二

主題：腹中血氣刺痛、轉胞、陰吹、陰寒、陰瘡、小兒疳蟲蝕齒

> 婦人六十二種風，及腹中血氣刺痛，紅藍花酒主之。
>
> 紅藍花酒方疑非仲景方
>
> 紅藍花乙兩
>
> 上一味，以酒一大升，煎減半，頓服一半，未止，再服。

【提要】

本條文修訂六十二種風之謬誤，及描述紅花酒為下死胎之處方。

【解析】

首先，紅藍花酒即紅花酒，許多花類藥材會用酒煎煮，在宋代《開寶本草》描述紅花為「味辛，溫，無毒。主產後血暈口噤，腹內惡血不足、絞痛，胎死腹中，並酒煮服。」再參酌其他歷代本草典籍，可知紅花有下死胎的功效，可以治胎死腹中或胎衣不下的情形。

而六十二種風為謬誤，並不符合原意，端詳六十二，可知其為「胎」字傳抄錯誤的結果，故修訂為胎風，指胎衣不下或胎死腹中。因此，腹中血氣刺痛是用以註解婦人六十二種風，指胎衣不下或胎死腹中導致腹部刺痛，「及」為多餘連結詞，以紅藍花酒幫助子宮內膜剝落，臨床上亦可處理子宮內膜過度增生或相關癌症，以及子宮內膜剝落不完全的月經問題。修訂之經文如下：

> 修正經文：
> 婦人胎<u>一</u>風，及腹中血氣刺痛，紅藍花酒主之。

　　門診常用的紅花是菊科植物川紅花的花蕊，較少使用鳶尾科的藏紅花，因其價格昂貴，又因紅花生長期間有呈現藍色的階段，故稱為紅藍花，在歐洲較常作為香料使用。後世醫家認為紅花小劑量使用為養血、中劑量為活血、大劑量為破血之功效，但其劑量的定義仍不明確；而根據臨床經驗，川紅花科學中藥的使用劑量為 1.5 至 2 克，可幫助子宮內膜剝落，處理月經不調的問題，在患者月經來潮結束後便可停服。

> 婦人腹中諸疾痛，當歸芍藥散主之。
> 當歸芍藥散方見前妊娠中

【提要】

　　請參照《金匱・婦人妊娠篇》之課程內容，此處說明臨床使用當歸芍藥散的注意事項。

【解析】

　　當歸芍藥散的組成當中，最關鍵的兩味藥為當歸與川藭，劑量均為 3 兩，有另方記載川藭是 8 兩，臨床上一般多用 1：1 的比例，且科學中藥也大多採用該比例；若患者經期腹痛伴隨頭痛，才會將川藭比例提高，使用當歸：川藭為 3：8 的比例。其次，尚有茯苓、白朮各 4 兩、澤瀉 8 兩及劑量最大的芍藥一斤，即 16 兩。然而，當歸芍藥散之科學中藥的芍藥劑量，僅為當歸、川芎的 2.5 倍，並非原經文中 16：3，故可額外加入等比例芍藥甘草湯，提高益氣止痛的效果，待疼痛緩解後，再單獨使用原方即可。

> 婦人腹中痛，小建中湯主之。
>
> 小建中湯方見前虛勞中

【提要】

請參照《傷寒》及《金匱》中提及小建中湯之條文。

【解析】

在《傷寒》及《金匱》中，共有五條經文提及小建中湯，如下：

(100) 傷寒，陽脈濇，陰脈弦，法當腹中急痛，先與小建中湯，不差者，小柴胡湯主之。
(102) 傷寒二三日，心中悸而煩者，小建中湯主之。
《金匱·血痹虛勞篇》虛勞裏急悸衄，腹中痛，夢失精，四肢痠疼，手足煩熱，咽乾口燥，小建中湯主之。
《金匱·黃疸篇》男子黃，小便自利，當與虛勞小建中湯方見虛勞中。
《金匱·婦人雜病篇》婦人腹中痛，小建中湯主之。

在先前的課堂中，提及《傷寒論》小建中湯為治療虛勞性疼痛的處方，因屬桂枝湯系統，故脈象應為浮虛濇，屬血虛。病位在腹部，應為時腹自痛，而非腹中急痛；此外，小建中湯又可延伸為歸耆建中湯、大建中湯等。

若屬於脈弦且有腹中急痛者，應使用大柴胡湯；大柴胡湯為四逆散的組成：枳實、芍藥、柴胡、甘草加上生薑、半夏、黃芩，臨床上亦可考慮以芍藥甘草湯加枳實、生薑、半夏、柴胡、黃芩，由《傷寒論》(103) 嘔不止，心下急，鬱鬱微煩者，為未解也，與大柴胡湯，下之則愈。由此可知生薑、半夏於大柴胡湯中的重要性。

> 問曰：婦人病，飲食如故，煩熱不得臥，而反倚息者，何也？師曰：此名轉胞，不得溺也，以胞系了戾，故致此病，但利小便則愈，宜腎氣丸主之。
>
> 腎氣丸方
>
> 乾地黃八兩 薯蕷四兩 山茱萸四兩 澤瀉三兩 茯苓三兩 牡丹皮三兩 桂枝 附子炮各乙兩
>
> 上八味，末之，煉蜜和丸梧子大，酒下十五丸，加至二十五丸，日再服。

【提要】

本條文解釋胞系了戾之臨床意義和病理機轉。

【解析】

首先，倚息形容患者躺姿下扶著病床邊緣、呼吸喘促的現象，而不得臥表示平躺症狀會加重，說明此應為急症。然而，歷代醫家對於本條文多作兩種解釋，第一種解釋為子宮膨脹、壓迫膀胱而產生頻尿，常發生於妊娠或產後階段，一般而言，若為子宮膨脹則久站會加重症狀，故平躺時應緩解，故不符合本條文之描述；第二種解釋為子宮韌帶鬆弛引發相關的症狀，亦不符合本條文之敘述。

其次，分析條文之因果順序，可理解為婦人因憋尿、尿道結石或某種原因導致不得小便（不得溺），使膀胱脹滿、不適（轉胞），導致尿液沿輸尿管逆流，使輸尿管脹滿、收縮（胞系了戾），最終導致急性水腎而產生發燒、呼吸喘促（煩熱不得臥、倚息）的急症，如圖 22-1 所示：

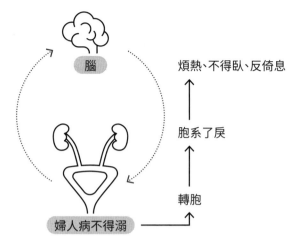

脳

煩熱、不得臥、反倚息

胞系了戾

轉胞

婦人病不得溺

圖 22-1.　婦人不得溺之臨床表現

　　由上述可知，轉胞是指膀胱收縮、脹滿，並非子宮的問題；胞系了戾是指膀胱周圍的組織，如輸尿管、腎，連帶產生緊張的狀態，顯然本條經文是探討泌尿道—膀胱—輸尿管—腎系統疾病，因小便不出而造成腎性水腫（Hydronephrosis）。此外，除影響泌尿系統之外，亦會牽涉腦部的訊號傳遞。因此，解決辦法為利小便，此非指用利尿劑，而是處理不得溺之原因，例如水腎、結石或輸尿管痙攣等；若臨床發生該急症，用腎氣丸恐緩不濟急，應照會西醫共同診治。此外，條文中提到飲食如故，是為排除消化系統的問題，可作為鑑別診斷的條件，故可挪置於煩熱不得臥，而反倚息者之後方。

修正經文：

問曰：婦人病，煩熱不得臥，而反倚息者，<u>飲食如故</u>，何也？師曰：此名轉胞，不得溺也，以胞系了戾，故致此病，但利小便則愈，宜腎氣丸主之。

婦人陰寒，溫陰中坐藥，蛇床子散主之。

蛇床子散方

溫陰中坐藥。

> 蛇床子仁
>
> 上一味，末之，以白粉少許，和令相得，如棗大，綿裹內之，自然溫。

【提要】

本條文說明蛇床子散的臨床應用。

【解析】

蛇床子散是將單味藥蛇床子仁與白粉和成丸，而作為塞劑。在臨床上，若婦人的生殖道或胞宮屬於陰寒體質，且脈的力度較弱，有帶下較多的情形時，可用《普濟方》如聖散治療，即蛇床子加明礬，效果比單用蛇床子更好。

> 少陰脈滑而數者，陰中即生瘡，陰中蝕瘡爛者，狼牙湯洗之。
>
> 狼牙湯方
>
> 狼牙三兩
>
> 上一味，以水四升，煮取半升，以綿纏筋如繭，浸湯瀝陰中，日四遍。

【提要】

本條文說明少陰脈滑數的臨床應用及處方。

【解析】

在脈法上，參考圖 22-2，若患者為下少陰滑數，則其預後較上少陰脈滑數的患者差，可能與子宮頸發炎或腫瘤有關，即陰中生瘡；若為上少陰脈滑數，主要為少、厥二陰點動，則女子「非孕即無經」，同時亦可應用在男子「非育即無精」，如精索靜脈曲張導致精液中有血塊伴隨疼痛之

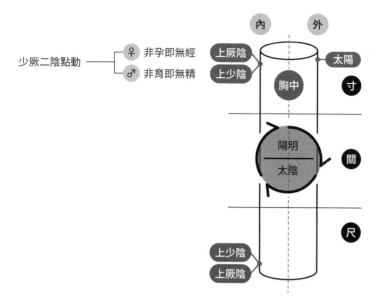

圖 22-2. 少厥二陰點脈位圖

情形。在臨床上，針對這類的患者，可用白頭翁湯加甘草、阿膠做處理。此外，歷代醫家對於狼牙並無定論，狼牙推測可能為草烏頭。

> 胃氣下泄，陰吹而正喧，此穀氣之實也，膏髮煎導之。
> 膏髮煎見黃疸中

【提要】

本條文說明陰吹之臨床意義及其治則。

【解析】

首先，陰吹是指女子生殖道產生氣體，古人因無法解釋該現象，故想像是胃氣下泄，故曰穀氣之實。然而，生殖道與消化道並不連通，有醫家解釋此為廔管所致，但由於該情形並不多見，故不考慮這項因素。因此，應將陰吹解讀為生殖道鬆弛（Vaginal Relaxion Syndrome, VRS），常發生

於多產婦，因菌種改變而有發酵產生氣體，而從生殖道排氣，出現陰吹表現。情形；此外，亦可解讀為生殖道乾澀。

由膏髮煎之組成為人髮加豬油可知，其原理是用來隔絕空氣，或作為潤滑之功效，臨床上可請患者買潤滑油即可。

小兒疳蟲蝕齒方疑非仲景方

雄黃 葶藶

上二味，末之，取臘月豬脂鎔，以槐枝綿裹頭四五枚，點藥烙之。

【提要】

本條文探討小兒相關的議題。

【解析】

本條文在歷代備受爭議，因其探討小兒疾病，並不屬於婦人雜病的範疇。然而，孫思邈曾在《千金要方》中提及，《金匱》無小兒篇章之原因在於古代三歲前的小兒易夭折，故無法多作詳實的醫學紀錄。因此，孫思邈根據隋唐《小品方》的內容，寫下《少小嬰孺方》，供後世醫家學習。永明老師亦以《小品方》與《千金要方・少小嬰孺方》作為兒科的參考。

附篇 《金匱要略》婦人三篇處方藥物組成煎服法

婦人妊娠病脈證幷治第二十

編號	方名	藥物組成	煎服法	頁碼
1	乾薑人參半夏丸	乾薑 人參（各一兩）半夏（二兩）	上三味，末之，以生薑汁糊為丸，如梧子大，飲服十丸，日三服。	p.21
2	桂枝茯苓丸	桂枝 茯苓 牡丹（去心）桃仁（去皮尖，熬）芍藥（各等分）	上五味，末之。煉蜜和丸，和兔屎大，每日食前服一丸。不知，加至三丸。	p.23
3	附子湯	方未見 永明擬補：附子（一兩）、芍藥（三兩）、甘草（一兩）		p.31
4	芎歸膠艾湯	川芎 阿膠 甘草（各二兩）艾葉 當歸（各三兩）芍藥（四兩）乾地黃（六兩）（一方加乾薑一兩。胡洽：治婦人胞動無乾薑。）	上七味，以水五升，清酒三升，合煮取三升，去滓，納膠令消盡，溫服一升，日三服。不瘥更作。	p.39
5	當歸芍藥散	當歸（三兩）芍藥（一斤）茯苓（四兩）白朮（四兩）澤瀉（半斤）川芎（半斤，一作三兩）	上六味，杵為散，取方寸匕，酒和，日三服。	p.45 p.156
6	當歸貝母苦參丸	當歸 貝母 苦參（各四兩）（男子加滑石半兩）	上三味，末之，煉蜜為丸如小豆大，飲服三丸，加至十丸。	p.51
7	葵子茯苓散	葵子（一斤）茯苓（三兩）	上二味，杵為散，飲服方寸匕，日三服，小便利則愈。	p.54
8	當歸散	當歸 黃芩 芍藥 川芎（各一斤）白朮（半斤）	上五味，杵為散，酒飲服方寸匕，日再服。妊娠常服即易產，胎無疾苦。產後百病悉主之。	p.65

編號	方名	藥物組成	煎服法	頁碼
9	白朮散 （見《外台》）	白朮（四分）川藭（四分）蜀椒（三分，去汗）牡蠣（二分）	上四味，杵為散，酒服一錢匕，日三服，夜一服。但苦痛，加芍藥；心下毒痛，倍加川藭；心煩吐痛，不能食飲，加細辛一兩，半夏大者二十枚。服之，後更以醋漿水服之。若嘔，以醋漿水服之；復不解者，小麥汁服之。已後渴者，大麥粥服之，病雖愈，服之勿置。	p.68

婦人產後病脈證幷治第二十一

編號	方名	藥物組成	煎服法	頁碼
1	枳實芍藥散	枳實（燒令黑，勿大過）芍藥（等分）	上二味，杵為散，服方寸匕，日三服。幷主癰膿，以麥粥下之。	p.83
2	下瘀血湯	大黃（三兩）桃仁（二十枚）蟅蟲（二十枚，熬，去足）	上三味，末之，煉蜜和為四丸，以酒一升，煎一丸，取八合，頓服之，新血下如豚肝。	p.83
3	當歸生薑羊肉湯	當歸（三兩）生薑（五兩）羊肉（一觔）	上三味，以水八升，煮取三升，溫服七合，日三服。若寒多者，加生薑成一觔；痛多而嘔者，加橘皮二兩、白朮一兩。加生薑者，亦加水五升，煮取三升二合，服之。	p.87
4	《千金》內補當歸建中湯	當歸（四兩）桂枝（三兩）芍藥（六兩）生薑（三兩）甘草（二兩）大棗（十二枚）	上六味，以水一斗，煮取三升，分溫三服，一日令盡。若大虛，加飴糖六兩，湯成內之，於火上煖令飴消，若去血過多，崩傷內衄不止，加地黃六兩，阿膠二兩，合八味，湯成內阿膠，若無當歸，以川藭代之，若無生薑，以乾薑代之。	p.88

編號	方名	藥物組成	煎服法	頁碼
5	竹皮大丸	生竹茹（二分）石膏（二分）桂枝（一分）甘草（七分）白薇（一分）	上五味，末之，棗肉和丸彈子大，以飲服一丸，日三夜二服。有熱者倍白薇。煩喘者加柏實一分。	p.89
6	陽旦湯。	（即桂枝湯。方見下利中。）桂枝（三兩去皮）芍藥（三兩）甘草（二兩）炙生薑（三兩）大棗（十二枚）	上五味，㕮咀，以水七升，微火煮取三升，去渣，適寒溫服一升，服已，須臾啜稀粥一升，以助藥力溫覆令一時許，遍身漐漐微似有汗者益佳，不可令如水淋漓，若一服汗出病差停後服。	p.95
7	竹葉湯	竹葉（一把）葛根（三兩）防風 桔梗 桂枝 人參 甘草（各一兩）附子（一枚，炮）大棗（十五枚）生薑（五兩）	上十味，以水一斗，煮取二升半，分溫三服，溫覆使汗出。頸項強，用大附子一枚，破之如豆大，煎藥揚去沫。嘔者，加半夏半升洗。	p.95
8	白頭翁加甘草阿膠湯	白頭翁 甘草 阿膠（各二兩）秦皮 黃連 蘗皮（各三兩）	上六味，以水七升，煮取二升半，內膠令消盡，分溫三服。	p.95
9	《千金》三物黃芩湯	黃芩（一兩）苦參（二兩）乾地黃（四兩）	上三味，以水六升，煮取二升，溫服一升，多吐下蟲。	p.95
10	小柴胡湯	柴胡（半斤）黃芩（三兩）人參（三兩）甘草（二兩）半夏（半斤）生薑（三兩）大棗（十二枚）	上七味，以水一斗二升，煮取六升，去滓，再煎取三升，溫服一升，日三。	方見嘔吐中
11	大承氣湯	大黃（四兩，酒洗）厚朴（半斤，炙，去皮）枳實（五枚，炙）芒硝（三合）	上四味，以水一斗，先煮二物，取五升；去滓，內大黃，煮取二升；去滓，內芒硝，更上微火一二沸，分溫再服，得下。	方見腹滿中

婦人雜病脈證幷治第二十二

編號	方名	藥物組成	煎服法	頁碼
1	半夏厚朴湯	半夏（一升）厚朴（三兩）茯苓（四兩）生薑（五兩）乾蘇葉（二兩）	上五味，以水七升，煮取四升，分溫四服，日三夜一服。	p.123
2	甘麥大棗湯	甘草（三兩）小麥（一升）大棗（十枚）	上三味，以水六升，煮取三升，溫分三服。亦補脾氣。	p.128
3	小青龍湯	（見肺癰中）		p.131
4	瀉心湯	（見驚悸中）		p.131
5	溫經湯	吳茱萸（三兩）當歸 川藭 芍藥（各二兩）人參 桂枝 阿膠 牡丹皮（去心）生薑 甘草（各二兩）半夏（半升）麥門冬（一升，去心）	上十二味，以水一斗，煮取三升，分溫三服。亦主婦人少腹寒，久不受胎；兼取崩中去血，或月水來過多，及至期不來。	p.135
6	土瓜根散	土瓜根 芍藥 桂枝 蟅蟲（各三分）	上四味，杵為散，酒服方寸匕，日三服。	p.139
7	旋覆花湯	旋覆花（三兩）蔥（十四莖）新絳（少許）	上三味，以水三升，煮取一升，頓服之。	p.140
8	膠薑湯	（臣億等校諸本無膠薑湯方，想是妊娠中膠艾湯。）永明擬補：阿膠 炮黑薑 甘草		p.141
9	大黃甘遂湯	大黃（四兩）甘遂（二兩）阿膠（二兩）	上三味，以水三升，煮取一升，頓服之，其血當下。	p.145
10	抵當湯	水蛭（三十箇，熬）虻蟲（三十枚，熬，去翅足）桃仁（二十個，去皮尖）大黃（三兩，酒浸）（亦治男子膀胱滿急有瘀血者。）	上四味，為末，以水五升，煮取三升，去滓，溫服一升。	p.83 p.146
11	礬石丸	礬石（三分，燒）杏仁（一分）	上二味，末之，煉蜜和丸棗核大，內臟中，劇者再內之。	p.149

編號	方名	藥物組成	煎服法	頁碼
12	紅藍花酒	紅藍花（一兩） （疑非仲景方）	上一味，以酒一大升，煎減半，頓服一半，未止再服。	p.155
13	小建中湯	（見前虛勞中）		p.156
14	腎氣丸	乾地黃（八兩）薯蕷（四兩） 山茱萸（四兩）澤瀉（三兩） 茯苓（三兩）牡丹皮（三兩） 桂枝 附子（炮，各一兩）	上八味，末之，煉蜜和丸梧子大，酒下十五丸，加至二十五丸，日再服。	p.157
15	蛇床子散	蛇床子仁	上一味，末之，以白粉少許，和令相得，如棗大，綿裹內之，自然溫。	p.159
16	狼牙湯	野狼牙（三兩） 即「草烏」	上一味，以水四升，煮取半升，以綿纏筋如繭，浸湯瀝陰中，日四遍。	p.159
17	膏髮煎	（見黃疸中）		p.160
18	小兒疳蟲蝕齒方	雄黃 葶藶 （疑非仲景方）	上二味，末之，取臘月豬脂，鎔，以槐枝綿裹頭四五枚，點藥烙之。	p.161

國家圖書館出版品預行編目(CIP)資料

《金匱要略》婦科學二十二堂課：從教室走向
臨床之路/張永明著. -- 初版. -- 臺北
市：五南圖書出版股份有限公司, 2023.10
面；　公分
ISBN 978-626-366-668-9(平裝)

1.CST: 金匱要略　2.CST: 中醫
3.CST: 婦科

413.31　　　　　　　　　112016414

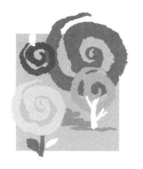

5LOF

《金匱要略》婦科學二十二堂課：從教室走向臨床之路

作　　　者 ─ 張永明（202.6）

文字整理 ─ 李伊婷、黃千容

發 行 人 ─ 楊榮川

總 經 理 ─ 楊士清

總 編 輯 ─ 楊秀麗

副總編輯 ─ 王俐文

責任編輯 ─ 金明芬

封面設計 ─ 陳亭瑋

出 版 者 ─ 五南圖書出版股份有限公司

地　　　址：106台北市大安區和平東路二段339號4樓

電　　　話：(02)2705-5066　　傳　　真：(02)2706-6100

網　　　址：https://www.wunan.com.tw

電子郵件：wunan@wunan.com.tw

劃撥帳號：01068953

戶　　　名：五南圖書出版股份有限公司

法律顧問　林勝安律師

出版日期　2023年10月初版一刷
　　　　　2024年 1 月初版三刷

定　　　價　新臺幣520元

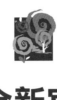
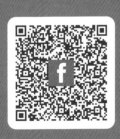
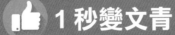

經典永恆・名著常在

五十週年的獻禮 —— 經典名著文庫

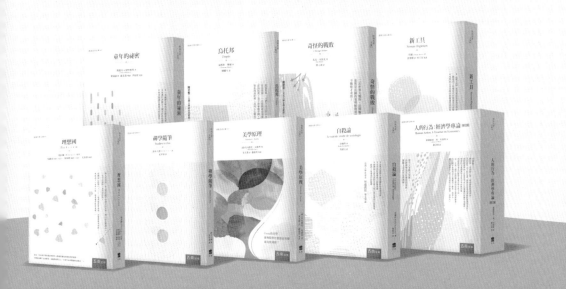

五南,五十年了,半個世紀,人生旅程的一大半,走過來了。

思索著,邁向百年的未來歷程,能為知識界、文化學術界作些什麼?

在速食文化的生態下,有什麼值得讓人雋永品味的?

歷代經典・當今名著,經過時間的洗禮,千錘百鍊,流傳至今,光芒耀人;

不僅使我們能領悟前人的智慧,同時也增深加廣我們思考的深度與視野。

我們決心投入巨資,有計畫的系統梳選,成立「經典名著文庫」,

希望收入古今中外思想性的、充滿睿智與獨見的經典、名著。

這是一項理想性的、永續性的巨大出版工程。

不在意讀者的眾寡,只考慮它的學術價值,力求完整展現先哲思想的軌跡;

為知識界開啟一片智慧之窗,營造一座百花綻放的世界文明公園,

任君遨遊、取菁吸蜜、嘉惠學子!